Ateliers
RENOV'LIVRES S.A.
2001

DE LA

VITALITÉ DES RACES DU NORD

DANS LES

PAYS CHAUDS EXEMPTS D'IMPALUDISME

PAR

Lucien BERTHOLON,

Docteur en médecine de la Faculté de Paris,
Aide-major stagiaire au Val-de-Grâce.

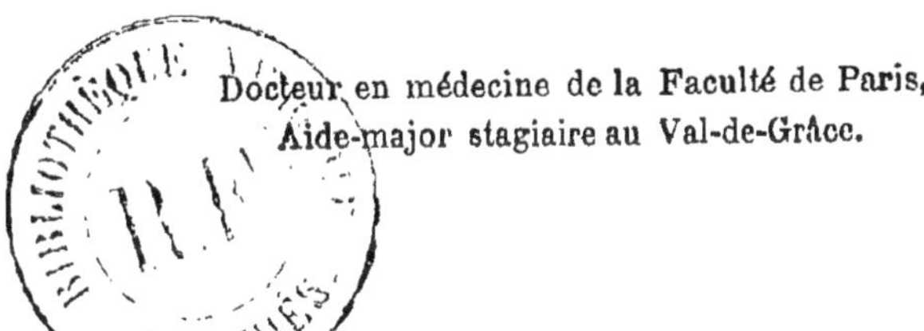

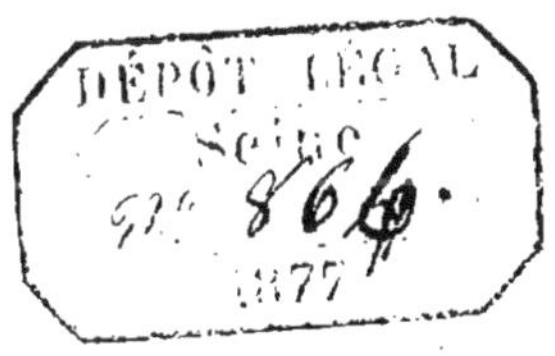

PARIS
V.-A. DELAHAYE ET Cie, LIBRAIRES-ÉDITEURS
Place de l'École-de-Médecine.

1877

A MON EXCELLENT PÈRE

A TOUTE MA FAMILLE

DE LA VITALITÉ

DES

RACES DU NORD DANS LES PAYS CHAUDS

EXEMPTS D'IMPALUDISME

INTRODUCTION.

Si un étranger explorait quelques côtes de la France, celles de l'Océan ou de la Méditerranée, il y trouverait nombre de localités malsaines. Je n'ai pas besoin de les énumérer. Si cet étranger, sans pénétrer plus loin, de retour dans sa patrie, s'avisait de décrire le climat de la France d'après ce qu'il en a vu, et de juger d'après ce spécimen tous les pays tempérés, son jugement serait faux. Les Européens ont fait pour les pays chauds comme cet étranger. Ils les ont jugés d'après quelques localités malsaines. Elles sont, il faut le reconnaître, plus faciles à trouver là-bas que dans nos climats. Les conditions météorologiques, la chaleur, l'absence de culture intelligente, les ont multipliées à l'excès; mais, parce que ces régions sont nombreuses, est-ce une raison pour conclure que, tout pays où il y a de la chaleur, est par ce seul fait inhabitable pour les Européens? Mieux valait, ce me semble, pour juger de l'influence d'un climat chaud sur les Européens, ne l'étudier que dans un pays chaud sans impaludisme. Tout le monde reconnaît que partout l'impaludisme est incompatible avec la prospérité des agglomérations humaines. Ce facteur devait donc être éliminé du problème; c'est pour l'y avoir laissé que cette question si simple de l'acclimatement s'est trouvée si embrouillée. On lui doit d'immenses discussions fort brillantes et fort savantes sans doute, mais le plus souvent stériles, car les arguments du plus grand poids abondaient de part et d'autre.

En étudiant les pays où la chaleur ne s'accompagne pas d'impaludisme, on peut savoir si oui on non cette chaleur est incompatible avec la prospérité des agglomérations européennes. C'est ce que j'ai fait.

Dans la première partie de mon travail, je recherche si, théoriquement, la santé est compromise parce qu'il fait chaud.

Dans la seconde, je démontre pratiquement qu'il n'en est rien. Mes conclusions sont quelquefois en contradiction avec les idées reçues. Si je me suis trompé, c'est de bonne foi.

HISTORIQUE.

L'historique sera court. La question qui nous occupe a été fort souvent discutée déjà, à des points de vue différents, il est vrai. Retracer ces discussions avec tous leurs détails me semble un luxe inutile.

Je rappellerai seulement que la question est relativement jeune. Egyptiens, Phéniciens, Grecs et Romains, ne sortaient pas de la Méditerranée. Ce faible changement de climat les impressionnait peu.

Rien à signaler jusqu'aux grands voyages du XVIe siècle. De cette époque datent les premières tentatives de colonisation. Les races européennes entrent, pour ainsi dire, en expérience. L'expérience se continue aujourd'hui encore.

Les Antilles furent le premier point qu'on essaya de coloniser. Nombre de gens y accoururent à la recherche de la fortune; mais la mort en arrêta beaucoup. Cette haute mortalité était bien connue au XVIIe siècle. Comme on aime à généraliser les faits particuliers, Montesquieu disait : « L'effet des colonies est d'affaiblir les pays d'où on les tire, sans peupler ceux où on les envoie (1). » Opinion fausse à tous égards.

L'occupation des Antilles par les Anglais et les Français, les luttes pour la possession des Indes, la colonisation des îles de la Sonde par les Hollandais, donnèrent lieu à de nombreux travaux, faits par les médecins de la fin du siècle dernier et du commencement de celui-ci. La question de l'acclimatement est encore peu étudiée. C'est la pathologie des nouvelles contrées qui attire l'attention.

Beaucoup d'immigrés succombent à leur arrivée (2), disent les médecins. Il leur semble que les survivants peuvent faire souche. Plus tard, on remarque l'influence

(1) Lettres persanes, lettre CXXXI.

(2) Un cinquième succombe, d'après Lind (Maladies des climats chauds, t. I),

de la durée du séjour aux colonies sur l'accroissement de la mortalité.

A Rochoux le mérite d'avoir nettement indiqué les conditions de vie aux Antilles : « Quant à ceux qui résistent, ils (les immigrants) ne le font jamais sans éprouver une altération notable de leur constitution. Il en résulte une dégénérescence progressive transmise des pères aux enfants, qui bientôt doit amener l'*extinction de l'espèce.* Cela, au moins, paraît immanquable aux Antilles, où l'on ne saurait peut-être citer dix exemples de créoles à la troisième génération de père et de mère sans croisement aucun avec du sang européen (1). »

La question n'était pas fort avancée il y a trente-cinq ans. Aubert Roche, dans son mémoire (2), se plaint de l'absence de matériaux nécessaires à l'étude de l'acclimatement.

L'occupation de l'Algérie, les premières tentatives de colonisation, leur insuccès, attirèrent l'attention sur l'acclimatement. Des discussions ardentes eurent lieu. Le nom de Boudin y est souvent mêlé (3). Pour lui, une race européenne ne peut aller dans un pays plus chaud sans avoir sa mortalité accrue. Il admet une exception pour l'hémisphère sud. C'est un des premiers auteurs qui aient insisté sur la salubrité de quelques pays chauds.

Est-il nécessaire de rappeler les dernières phases par où a passé la question? Tout le monde a lu l'article Accli-

(1) Acclimatement. In Dictionnaire en 30 volumes.

(2) Annales d'hygiène, 1844. Essai sur l'acclimatement des Européens dans les pays chauds.

(3) Ann. d'hygiène, t. XXXIII, XXXVII, XXXIX, XLI, L. — Ann. Soc. anthrop. passim en particulier, 1861.

matement du docteur Bertillon (1); nous discuterons ses conclusions dans le cours de ce travail.

Pour terminer, rappelons que de nombreux mémoires, quelques-uns dus à la plume de médecins de la marine, ont paru dans ces derniers temps; nous citerons les noms de MM. Dutroulau (2), Simonot (3), Walther (4), Huilliet (5), Rochard (6), Vallin (7), etc.

CHAPITRE PREMIER.

DES CLIMATS ET DE L'APPRÉCIATION DE LA TEMPÉRATURE.

Le climat d'un pays est la résultante des climats particuliers des diverses régions de ce pays. Il y a, en effet, peu de contrées possédant un même climat dans toutes ses parties. Ici l'air est sec, là humide. Telle région sera malsaine, telle autre d'une salubrité remarquable. Selon que telle ou telle condition prédominera, l'impression définitive sur la valeur de tel ou tel climat changera nécessairement. Un exemple particulier serait superflu, car chaque pays peut en servir.

(1) Art. Acclimatement, Dict. encyc. des sciences médicales.

(2) Maladies des Européens dans les pays chauds.

(3) Congrès international de 1867. Voir Bull. Soc. anthr., t. V, p. 781, 1864, et passim.

(4) Relation d'épidémie cholérique de la Guadeloupe pendant les années 1865-1866, Arch. méd. navale, t. X.

(5) Contribution à la géographie médicale. Pondichéry, Arch. méd. navale, t. VIII et IX.

(6) Art. Climat. In Nouveau Dict. de méd. et de chir. pratiques.

(7) Art. Colonisation. Dict. encyc. des sciences méd.

Autrefois on divisait les climats en chauds, froids et tempérés. Cette classification notoirement insuffisante est celle de Guérard (1). L'Algérie et les Antilles faisaient partie du même groupe. Quelles différences cependant entre ces deux pays sous le rapport de la température! L'étude plus approfondie des climats a dé montré la nécessité d'accentuer certaines nuances. M. Rochard (2), pour cette raison, a subdivisé les climats appelés chauds en torrides et en chauds. Les climats torrides sont compris entre l'Equateur thermal et l'isotherme + 25; les climats chauds entre les isothermes + 25 et + 15.

C'est surtout les climats chauds que nous étudierons.

On attache une grande importance à l'énoncé de la température d'un lieu. Peut-être cette importance est-elle exagérée. Deux chaleurs égales physiquement peuvent être totalement dissemblables au point de vue physiologique. Ce n'est pas un paradoxe que j'entends soutenir, mais bien une idée juste.

Il ne suffit pas de dire : Cette journée a été bien chaude; le thermomètre a marqué 30 degrés à l'ombre. Avec cette donnée, je n'aurai qu'une notion bien imparfaite des effets de la chaleur de cette chaude journée; 30 degrés se supportent différemment ici et là. Ici on est dans une vallée encaissée, sorte d'entonnoir; l'air n'est pas agité. On sue, on respire avec peine; on étouffe. Là on habite sur un plateau; un peu de vent se fait sentir. On peut vaquer à ses occupations sans presque s'aperce-

(1) Dict. en 30 vol., 1832, art. Climat.

(2) Nouv. Dict. de méd. et chir. prat., art. Climat.

voir qu'il fait chaud. Ce qui se passe quand il fait chaud se répète pour le froid : 2 degrés de froid sont fort supportables par un temps calme; qu'il souffle un petit vent du nord, on ne sait comment échapper à la froidure.

Voilà comment, à température égale, on étouffe dans les vallées algériennes, et l'on n'est pas trop incommodé sur les plateaux. Les climats de la Nouvelle-Calédonie, de l'Australie, du Cap, si faciles à supporter pendant l'été pour nous autres gens d'Europe, doivent cette propriété à la présence de courants d'air continuels.

Le vent ne doit pas être seul en cause dans l'appréciation de la température. L'état hygrométrique de l'air joue aussi son rôle. Qui ne connaît les belles expériences de Magendie, de Cl. Bernard, sur l'influence de l'air chaud sec et de l'air chaud humide? L'état électrique de l'air exerce sans doute quelque influence. Chacun sait par expérience ce que c'est qu'un temps *lourd*. La chaleur n'est souvent pas très-forte alors ; on est cependant abattu. C'est qu'un orage est dans l'air. Les conditions électriques de l'atmosphère sont changées. Or, selon le degré de végétation, les conditions électriques de l'air varient. La chaleur devient par suite plus ou moins intolérable. Peut-être est-ce à cette absence de végétation qu'on doit d'être plus accablé par la chaleur dans les grandes villes que dans la campagne. Combien d'autres causes extérieures, inconnues encore, influent sur la façon de supporter la chaleur?

Je ne rappelle qu'en passant les causes intérieures. Le régime, le plus ou moins de boissons absorbées, la maigreur ou l'embonpoint, etc., font que les effets d'une même température varient selon les sujets : d'aucuns seront accablés totalement; d'autres ne seront qu'incommodés. Il s'en trouvera même pour remarquer que le temps est assez chaud sans attacher beaucoup d'importance à ce fait.

En résumé, l'énoncé de la température est une indication vague. Son influence varie avec l'état du milieu ambiant, la topographie des lieux, le régime, le tempérament, la race et d'autres circonstances peu connues.

CHAPITRE II.

DES EFFETS PHYSIOLOGIQUES DE LA CHALEUR.

Il est bon de se demander tout d'abord en quoi la température élevée d'un lieu pourrait gêner l'expansion d'une race? Nous supposons évidemment que l'impaludisme n'existe pas dans cette contrée; la chaleur agit seule. Pour résoudre cette question d'une façon théorique, faisons appel aux données fournies par la physiologie. Eh bien, ces données n'indiquent aucunement que l'on ne puisse vivre au milieu d'une température élevée; nous allons le rappeler en peu de mots.

La vie des animaux supérieurs est l'ensemble de leurs efforts pour maintenir la température de leur corps entre 37 et 38 degrés centigrades environ. Dès que ces efforts n'aboutissent pas, la mort est proche.

Selon les pays, la direction des efforts pour maintenir la température varie. L'air ambiant est-il froid? Il faut s'entourer d'une couche isolante, produire de la chaleur pour combattre les pertes, absorber du *combustible* pour produire cette chaleur. L'impuissance pour livrer cette lutte s'appelle misère. Il y a misère sociale si le sujet ne peut lutter faute d'argent pour se procurer les moyens de résistance. Il y a misère physiologique chez le sujet qui, ayant l'argent, ne peut utiliser efficacement ses ressources pour résister : tels sont les phthisiques, certains tempéraments faibles, etc. Souvent les deux misères se donnent rendez-vous chez le même individu.

Si l'on se porte vers les pays chauds, les tendances se renversent. L'ennemi, c'est la chaleur. Les pauvres deviennent ici les mieux partagés. Il leur est plus facile de maintenir leur température à 37 degrés. Ceux qui sont plongés dans la misère sociale ont une vie plus facile. Aussi leur race pullule-t-elle. Qui ne connaît les fameux lazzaroni? Dans les cas de misère physiologique, il y a peu de chaleur produite, par suite moins à faire pour maintenir la chaleur normale du corps au milieu d'une température ambiante plus élevée. La plupart des phthisiques sont pour cette cause peu incommodés par une haute température. Bien autre est le travail des riches natures : elles produisaient sans peine ce qu'il fallait pour résister au froid; la production de chaleur devient un malheur quand, au contraire, il faudrait abaisser la température. L'organisme de ces gens doit abaisser leur température de toute la chaleur en excès sur celle de l'air ambiant, et cet excès peut atteindre un taux fort élevé. Qu'on juge par cela du surcroît de travail imposé à certains organes de ces gens trop riches et des altérations qui peuvent en résulter!

Une remarque avant d'examiner comment les organes préposés au maintien d'une température constante accomplissent leur rôle. On l'a fort exagéré, ce rôle. Peut-être est-ce un luxe d'admiration de s'extasier en voyant l'homme conserver une même température, que le thermomètre marque — 20 ou + 45 degrés. Disons-le : rarement l'homme supporte ces températures. S'agit-il du froid ? on s'entoure d'une couche d'autant plus isolante que la température est plus basse. La déperdition de chaleur est donc nécessairement moindre. Le problème n'est plus alors de produire, comme on l'a dit, en chaleur, la différence entre — 20 et + 37 degrés, mais bien une différence d'à peine quelques degrés. Le corps de l'homme se trouve dans la même situation qu'un membre presque froid qu'on entoure de coton et de taffetas gommé. La déperdition de calorique y est nulle. Par suite, les quantités presque insensibles de chaleur produite par le membre se surajoutent. La température finit même par être trop élevée sous le taffetas ; pour la diminuer, une sudation abondante se produit sur la partie enveloppée.

Plus il fait froid, plus l'industrie des habitants tend à réaliser l'enveloppe de taffetas gommé. L'Esquimau construit pour cela une hutte petite ; il l'entoure complètement de neige pour que l'air froid ne puisse y pénétrer ; à l'intérieur la température est tellement élevée que les habitants vivent là à moitié nus. L'Esquimau ne sort que les grands froids passés ; encore a-t-il soin de s'entourer de nombreuses peaux pour s'isoler. En résumé, pendant une partie de sa vie, la principale fonction de son organisme est plutôt de détruire de la chaleur que d'en produire. Les Russes, les Suédois savent admirablement se garantir du froid. A mesure qu'on se rapproche du midi, les moyens de défense diminuent par suite. Le froid se fait sentir d'une façon plus efficace que dans l'extrême nord. Et, en définitive, une température de — 4 à — 6 degrés exige peut-être une plus grande production de chaleur dans le midi que — 25 dans l'extrême nord.

Toutes les personnes qui ont habité le Canada s'accordent à dire que l'hiver y est bien plus supportable que dans notre pays ; c'est que nos compatriotes d'Amérique savent se défendre contre le froid. Les premiers colons français qui là-bas ne se protégeaient pas plus qu'en France ont appris à leurs dépens que l'homme ne peut pas supporter une basse température. Le P. Charlevoix raconte qu'il ne se passait pas d'hiver sans qu'on coupât quelque membre gelé (1).

Ce peu de production de chaleur de la part des gens du nord explique pourquoi, dès que leurs moyens d'isolement font défaut, leur organisme ne peut résister à l'action de la basse température. Il semble à peine utile de rappeler le fait observé pendant la retraite de Russie. Les seuls régiments à allure encore militaire étaient composés de méridionaux. Le docteur Bertherand, en 1872, a signalé également la résistance au froid des Kabyles menés prisonniers en Prusse (2). M. Rameau dit également qu'au Canada les Français supportent mieux le froid que les Anglais ou les Irlandais (3). N'est-ce pas

(1) Le Canada. Dussieux, p. 7. Paris, Lecoffre.

(2) Ann. de la Société de climatologie d'Alger.

(3) Bull. Soc. anthrop., 1861.

à cette habitude de résister à des températures relativement plus basses qu'il faut attribuer la prospérité de ces races transportées sous un climat plus froid?

Les expériences de Becquerel, Breschet, de M. Berne (Thèse Paris, 1851), ont largement prouvé que le mauvais fonctionnement de la peau détermine un rapide abaissement de la température intérieure. Or, la peau fonctionne mieux chez les méridionaux.

Il faudrait répéter, mais en sens contraire, pour le chaud, ce que nous disons du froid. Les Européens ne peuvent travailler dans un pays où le thermomètre monte à 40 degrés à l'ombre. Les indigènes ne travaillent d'ordinaire pas avec cette température. Quand la chaleur est intense, les moissons sont faites. L'été des pays chauds répond pour le travail à notre hiver. L'Européen ne travaille donc effectivement dans ces pays qu'avec une température relativement modérée. Et puis, pendant la canicule, il a appris à mieux se garantir que dans son pays. Quand la chaleur est à son maximum, on se réfugie dans des lieux rendus aussi frais que possible. On se couche dans le plus léger costume, et on dort. L'absence de mouvement, le ralentissement des combustions internes pendant le sommeil ne tendent pas à produire une élévation de la température. Et pour qui suit un régime, l'organisme n'a qu'à réaliser une diminution de chaleur de peu de degrés pour empêcher le corps de prendre la température ambiante.

Les conditions ne diffèrent donc pas énormément, que l'homme vive près du pôle ou se rapproche des tropiques. De même qu'en exposant l'homme du nord au vrai froid, on risque de nuire à sa santé, de même, en exposant le méridional à la vraie chaleur, on risque de provoquer chez lui de redoutables accidents.

Les mêmes faits se passent pour nos animaux domestiques. Selon la température, on les stabulise plus ou moins soigneusement, ou même pas du tout. Aussi, tout changement de climat équivaut-il pour eux à une faible variation dans la température. Pour cette cause, partout où l'homme prospère, les animaux domestiques prospèrent.

D'après cette étude, les races des pays dits tempérés, supportant un froid plus sensible et une chaleur dont ils se garantissent tout aussi mal, sont les plus aptes à émigrer, soit au nord, soit au midi.

Quels sont les organes chargés de produire la chaleur? Quels sont ceux chargés de la diminuer? Commençons par l'étude du premier ordre d'organes.

Les sources de la chaleur animale sont bien connues. Je ne m'arrêterai pas longtemps à les décrire. On peut, d'ailleurs, les énumérer toutes en parlant des fonctions du foie. Le foie est, en effet, le balancier qui maintient la régularité de l'horloge humaine. Il y a longtemps qu'on le soupçonne de jouer ce rôle. Galien en faisait le centre de la chaleur animale; mais quelle preuve fournir à son époque? Les savants du XIXe siècle ; parmi eux, Magendie, Tiedmann, Lehmann, Brown-Séquard, etc., et par-dessus tous notre grand physiologiste, Cl. Bernard ont donné raison à Galien. Par son glycogène, le foie favorise les oxydations dans notre organisme. C'est lui qui semble créer les globules, futurs agents des échanges gazeuses de la respiration. Il détruit les produits de désassimilation des matières albuminoïdes : telle est la fibrine. De cette destruction, résulte la formation d'urée, d'acide urique et d'autres produits éliminés par l'urine. Les graisses elles-mêmes n'échappent pas à son influence. Il préside à leur absorption ; et quand elles se trouvent en excès, son rôle est de les rejeter au dehors sous forme de sels biliaires, secretés alors en plus grande abondance. On sait de quelle importance est cette fonction dans les pays chauds. En effet, tout aliment de calorification (graisse, alcool) est chose fort mal supportée. Beaucoup d'Européens, dans ces pays, ne facilitent nullement la tâche de leur foie. Ils prennent des excitants non pour pouvoir manger, mais pour manger comme dans leur patrie. Outre qu'ils continuent à se nourrir plantureusement, ils s'inquiètent peu d'avoir ou non une constipation habituelle. Qu'arrive-t-il alors? L'intestin résorbe la bile excrétée et avec elle les matières grasses éliminées par le foie, surcroît de travail par lui, puisqu'il doit les éliminer de nouveau. Ainsi, se forme une circulation fort active. Harvey ne la connaissait nullement, fait remarquer le Dr Murchison, dans ses savantes lectures (1). Nous écrivons les détails d'après les travaux de ce médecin anglais et aussi le cours du professeur Charcot, de 1876.

Il faut l'avouer, la physiologie du foie en pays chauds semble moins avancée encore que sa pathologie. On connaît peu les variations de l'urée et de l'acide urique

(1) The Croonian lectures on functionnal derangements of the liver (The British med. Journ., nos du 28 mars au 2 mai 1874).

sous l'action de la chaleur ; ce serait un indice appréciable de l'activité fonctionnelle de l'organe. Quelle est l'intensité de la fonction glycogénique, on l'ignore aussi. Ces deux fonctions doivent être singulièrement modifiées cependant. Les seules connaissances satisfaisantes sont : que le viscère s'hypertrophie, que la sécrétion biliaire s'accroît à la suite. On a dit, nous l'avons répété, la bile est un moyen d'éliminer les graisses.

Puisque nous nous occupons de l'absorption, qu'on nous permette quelques observations à ce sujet. L'appareil gastro-intestinal est regardé comme le canal où l'organisme puise les matériaux nécessaires à la réparation de ses pertes. Jusqu'ici rien à dire. Seulement, n'a-t-on pas le tort de considérer l'appareil d'absorption un peu trop comme une machine à épuisement destiné à pomper aveuglément tout ce qui est absorbable ; que l'organisme en ait besoin ou en soit saturé ? Le fonctionnement de cet appareil est je le présume, moins brutal. L'absorption doit varier avec les besoins. On comprendra, d'ailleurs, que le manque ou l'excès de matériaux dans notre organisme augmente ou diminue la violence des courants osmotiques. Ainsi, n'observons-nous pas chaque jour, sur nous-mêmes, une différence dans l'intensité du besoin d'absorber selon l'état de jeûne ou de satiété ? La faim, manifestation de ce besoin s'accroît par exemple à la suite d'utilisation ou de perte de ces matériaux (fatigues, pertes sanguines, etc.) Même raisonnement par les liquides. La chaleur nous en enlève beaucoup. Cette spoliation détermine le besoin d'en absorber, lequel se révèle par le phénomène soif. Les combustions diminuent quand il fait chaud. Il y a donc état de satiété continuelle et partant absorption faible. Evidemment, elle peut dépasser les besoins, sinon verrait-on des gens engraisser ? Il faut dire aussi que certains aliments contiennent sous un petit volume une grande quantité de principes nutritifs. Or, les courants osmotiques sont influencés plus par la quantité que par la qualité. Conséquence forcée, en mangeant modérément de ces aliments, on se nourrira plus richement que certains gros mangeurs, qui introduisent dans leur économie des principes inutiles. Chez ces derniers, il survient un moment où les courants osmotiques cessent par replétion ; que cette replétion soit causée par des substances assimilables ou non. Le reste est rejeté. Il peut donc y avoir à la fois nourriture insuffisante et fatigue des organes digestifs par excès d'aliments. C'est ce qu'on a observé chez les lientériques. Sans chercher les cas extrêmes, étudions ce qui survient chez ceux qui mangent beaucoup. Un gros mangeur impose à ses organes digestifs un surcroît de travail. Cette besogne inutile les fatigue bientôt. Il arrive même que leur fonctionnement devient de plus en plus défectueux. C'est ainsi que chez les gros mangeurs, on a signalé les mêmes accidents que chez les gens mal nourris. Peut-être, faut-il voir là une des causes de l'anémie des pays chauds. Souvent l'excès d'aliments non absorbés agit comme purgatif mécanique. On a alors ces diarrhées si fréquentes dans les climats chauds ; même dans ceux où l'on ne peut invoquer l'impaludisme comme cause étiologique. Les affections stomacales, qui y sont si fréquentes, n'ont pas d'autre origine.

Le froid a une action opposée. Les échanges, sous son influence, deviennent plus actives. La vacuité causée par l'emploi des matériaux absorbés, détermine dans l'intestin des courants osmotiques beaucoup plus intenses. On comprend d'après ces données qu'un même régime permette d'affronter les températures les plus variables.

Cette absorption, qui change avec la température, ne semble pas modifiée par la première impression de froid ou de chaud. Il y a une sorte de vitesse acquise par l'organisme. Par suite, ce n'est qu'après une impression assez prolongée que l'intensité d'absorption augmente ou décroît. On peut expliquer de la sorte pourquoi les premiers froids nous trouvent si frileux, et les premières chaleurs si accablés.

Ces considérations permettent de comprendre comment certains individus sont plus impressionnés que d'autres par les agents extérieurs. Si l'hiver, on crée artificiellement autour de soi une température élevée, on s'organise, conséquemment une absorption proportionnelle à cette température, c'est-à-dire insuffisante. En effet, s'il faut sortir, et se trouver en contact direct avec l'élément froid, on manque de matériaux nécessaires pour résister. Comme la défense est molle, le froid fait mieux sentir son influence. Ces considérations ne sont pas théoriques. Qu'on compare la résistance de l'homme aisé, bien nourri, bien vêtu, vivant au milieu d'une atmosphère artificiellement chaude, et celle de l'homme du peuple plus mal nourri en apparence, mal vêtu et plus exposé aux intempéries des saisons. L'indemnité pour les maladies semble devoir être pour le dernier.

Semblable raisonnement pour la chaleur, se maintenir dans une température artificiellement trop basse, c'est augmenter ses chances d'accablement, c'est diminuer ses conditions de résistance.

Le rôle du poumon, autre producteur de chaleur animale varie aussi selon la température, par la chaleur de cet organe fonctionne moins fréquemment. Les inspirations deviennent moins profondes. L'air échauffé est moins dense : aussi l'activité des oxydations diminue-t-elle. Il en résulte une moindre production de chaleur. Cette production moindre est favorisée par la diminution des contractions musculaires.

L'action des principaux foyers de calorification étudiée, signalons les sources de refroidissement. Le poumon, agent indirect de chaleur devient un instrument direct d'abaissement de la température. Ce qui est dû à l'intensité de la perspiration à sa surface. Cette perspiration est presque nulle par le froid.

La sueur agit avec plus d'efficacité encore, et cela en s'évaporant à la surface de la peau. En effet, il lui faut emprunter au corps le calorique nécessaire pour se volatiliser. Normalement, la sudation est proportionnelle aux besoins de l'homme, mais l'homme a le talent de renverser les proportions normales. Le bon sens lui dit d'absorber assez de liquide pour remplacer les déperditions. Non-seulement, il les remplace, mais souvent même il boit outre mesure. D'où, accroissement de la tension vasculaire, sudation exagérée.

Un liquide peu frais s'absorbe sans causer de perturbation. C'est un fait reconnu. Malgré cela, l'européen n'a rien de plus pressé que de tout boire à la glace. La présence de celle-ci détermine un afflux intense de sang ; comme conséquence, les téguments cutanés deviennent exsangues. Quand la réaction se fait, une sudation exagérée se produit. C'est le moins qui puisse arriver. Si le malade avait très-chaud, soit par l'afflux du sang à l'intérieur, soit par l'excès de refroidissement qu'occasionne l'évaporation de la sueur préalablement extravasée, des affections internes se développent. L'apoplexie pulmonaire, la pneumonie, la pleurésie, etc., reconnaissent quelquefois cette cause. En tout cas, l'embarras gastrique, la diarrhée, la dysentérie, déjà favorisés dans leur éclosion par l'alimentation défectueuse, se produisent plus sûrement.

Prendre de la glace, quand il fait chaud, est antihygiénique ; prendre des sudorifiques dans les mêmes conditions ne l'est pas moins. Certains Européens, non contents sans doute de suer naturellement, ont imaginé d'en absorber. Tels sont les Anglais. Le thé chaud est en grand honneur, c'est même leur boisson ordinaire dans leurs colonies tropicales. Il en résulte un affaiblissement bien plus rapide.

D'autres causes encore, modifient la quantité de la sueur. Ainsi, les appareils producteurs de la chaleur peuvent mal fonctionner. C'est le propre de l'européen en pays chaud de redouter de mourir de faim. Beaucoup mangent trop, nous en avons signalé les conséquences. D'autres, prennent des aliments mal appropriés, graisses ou alcool, absorbables parce qu'ils sont sous un petit volume. Les transformations de ces aliments permettent dans le Nord de résister au froid par suite d'une plus forte production de chaleur : mais les conditions changent dans le Midi. Là, il faut détruire l'excès de chaleur produite par les aliments ; c'est un surcroît de travail imposé aux agents de refroidissement. Dans ces conditions, la vie s'use vite. L'européen du Nord, vieillit en peu de temps, car c'est surtout chez lui que le régime est mal entendu. L'anémie des pays chauds survient rapidement chez eux. Quelques mots sur cette anémie des pays chauds. Nous avons vu qu'elle est due au malfonctionnement des producteurs et des réducteurs de la chaleur animale. Elle survient progressivement. Pour cette raison, on peut la comparer plutôt à la chlorose qu'à l'anémie vraie. Les Européennes surtout, qui dépensent peu, en sont atteintes. Cette affection se complique même chez elles de métrorrhagies. Tout traitement échoue comme dans la chlorose. Le seul remède est l'émigration dans une région plus froide. Il est des pays où l'émigration est inutile, ce sont ceux à saison fraîche. Dans ceux où cette saison n'existe pas, il est impossible de songer à se remettre. Quelquefois, le mal va en empirant. D'autres fois, les Européens peuvent continuer à vivre dans cet état d'anémie. En tout cas, il ne dépend nullement de l'impaludisme, mais de la chaleur seule. En voici une preuve entre mille.

M. Raffray (1), dans son voyage en Abyssinie, dit en parlant de Massoua : « Il n'y règne pas de maladies ni épidémiques, ni endémiques. Mais les Européens y deviennent promptement anémiques et malheur à eux s'ils

(1) Abyssinie. H. Plon, 1876, p. 385.

sorient en plein midi pendant les mois de la saison chaude. » Cette raison, semble devoir empêcher les Européens de fonder des colonies durables dans les pays chauds les plus sains, mais dépourvus de saison fraîche. Quand cette saison existe, l'organisme se remet de l'action de la saison chaude, même dans les pays d'une salubrité douteuse.

Dans les vallées algériennes, la santé si compromise l'été, devient admirablement bonne, l'hiver. La mortalité diminue du mois de décembre au mois de mai.

Aux Antilles, Les Européens se portent bien dans le mois le plus froid. Le vent du Nord souffle à cette époque. La température est rafraîchie, trop peut-être pour les nègres. Ceux-ci lui ont donné le nom caractéristique de « vent de mort. »

De cette étude, sur l'action de la chaleur seule, quelles conclusions tirer? Dans les pays à température non constante, c'est-à-dire à saison fraîche, la vie de l'européen semble possible. Dans le problème de l'acclimatation, la chaleur non continue sans impaludisme n'est qu'un facteur de peu d'importance. Si l'européen a semblé prospérer plus dans les pays froids, c'est que là, il n'est en présence que d'un agent physique, le froid. Or, il ne semble pas qu'un simple agent physique doive empêcher la vie. Dans nos pays, ne voyons-nous pas certains ouvriers, habitant de vrais climats torrides; je veux parler des forgerons, des verriers, des chauffeurs, etc. On n'a jamais remarqué chez eux, de décrépitude hâtive. Leur fécondité est aussi grande que celle de leurs concitoyens. Si cette petite colonie, vivant à côté de nous prospère, pourquoi une colonie soumise à une chaleur moindre, loin de nous, ne réussirait-elle pas également?

Dans les pays chauds, l'impaludisme seul tue et non la chaleur. Cela est si vrai qu'au moment des plus fortes chaleurs, la mortalité diminue. C'est qu'alors le soleil a tout grillé. Plus d'eau dans les marais, les débris organiques sont desséchés, partant plus de fermentation possible. L'élément miasme a disparu. On ne se trouve plus qu'en présence de l'élément, chaleur. Il est plus facile de lui tenir tête qu'aux poisons telluriques. Prenons un exemple. A Pondichéry, la saison chaude (avril à septembre) donne une moyenne mensuelle de 1,113 décès. La mortalité moyenne mensuelle de la saison la moins chaude (novembre à février) est de 1,505 décès. C'est d'ordinaire dans les saisons de transition qu'on meurt le plus. Une classification des pays selon leur température moyenne ne répond nullement à une classification selon la mortalité. Ainsi, voici d'après M. Dutroulau (1), quel serait le rang de nos diverses colonies selon la chaleur moyenne: 1° Pondichéry (28°,3); 2° Guyane (27°,80); 3° Antilles (26°,6); 4° Mayotte (25°,5); 5° Tahiti (24°,79); 6° Réunion (24°,71); 7° Sénégal (22°,6). Le Sénégal vient le dernier, mais pour la mortalité on pourrait lui donner la place d'honneur. Pondichéry, notre plus chaude colonie, n'est pas incompatible avec la vie des Européens (300 naissances contre 246 décès Européens 1856-1864) (2).

(1) Maladies des Européens dans les pays chauds.

(2) Huilliet. Pondichéry, Contribution à la géog. méd., in Arch. méd. navale, t. VIII et IX.

CHAPITRE III.

LA SAISON CHAUDE EN EUROPE. — SES EFFETS.

Nous avons démontré par des considérations physiologiques, qu'il n'est pas absurde de croire à l'innocuité de la chaleur sans impaludisme. Cette base posée, il nous semble possible de pousser plus loin l'analyse. Les habitants de la zone tempérée deviennent à une certaine époque de l'année habitants des pays chauds. Comment se comportent-ils alors. Cette nouvelle situation leur est-elle défavorable?

Le Dr Lombard (de Genève), a présenté à ce sujet un savant mémoire. D'après le statisticien, on voit qu'en Europe, sauf dans la région méditerranéenne et en Islande, on succombe surtout l'hiver, quelquefois au printemps. Impossible alors de vanter la bienfaisante action du froid sur les populations. Les gens soumis à cette *heureuse influence* voient s'accroître leurs chances de mort. Le mois de juillet, c'est-à-dire le plus chaud, possède aussi, à un plus haut degré, la salubrité, en Norwége, Finlande, Danemark, Holstein, Oldebourg, Hollande non marécageuse, Belgique, Prusse, Bavière, Autriche, Serbie, Savoie, Royaume-Uni: France, excepté une partie du bassin du Rhône.

Il n'y a que dans les contrées marécageuses, que la mortalité maximum soit estivale. Stockholm en est un exemple. La Hollande, marécageuse (Zélande). Londres était jadis marécageux, et par suite sa mortalité estivale. On l'assainit. La mortalité devient hivernale. Même chose à peu près pour Rochefort. Le bassin du Rhône affligé de si vastes marais, a une mortalité estivale. Il en est de même de l'Italie méditerranéenne et des îles de Corse, Sardaigne, Sicile. L'intoxication marématique ou tellurique empêche les enfants de trois mois à quatre ans, de résister à la chaleur. C'est ce qui explique l'augmentation de décès, l'été. Tel est le résumé des recherches de M. Lombard (1).

Il n'est pas besoin de longues méditations pour en apprécier toute l'importance. Nous retrouvons les deux classes de climats. Ici, les marécageux, on y succombe par la chaleur, comme au Sénégal, comme à Madagascar, comme aux Indes. Là, pas de marécages, on meurt moins l'été. On peut à volonté, créer tel ou tel climat, faire mourir l'été où l'hiver. Londres, Rochefort en sont des exemples. Tant que l'homme n'a affaire qu'à la chaleur seule, répétons-le encore, sa santé ne s'en ressent pas.

On peut émettre des doutes sur l'importance de ces observations, au point de vue qui nous occupe. Ainsi, la chaleur de nos pays n'est pas comparable à celle des pays chauds. C'est une erreur. Les différences entre les températures de nos climats et les chauds ne sont pas fort considérables. Il me répugne de tracer ici des tableaux des températures comparées des divers pays pen-

(1) Congrès international de Paris, août 1867. — Voir aussi sur ce sujet le mémoire de Villermé : Influence des marais sur la vie (Ann. d'hyg., t. XI, 1re série). Il avait, lui aussi, remarqué que dans les pays salubres l'hiver et le printemps donnent le plus de décès ; que l'été est meurtrier s'il y a des marais; que 1000 décès d'enfants dans les contrées salubres répondent à 1546 dans les cantons insalubres.

dant l'été, je croirais sortir de mon sujet; je me contenterai de quelques exemples.

Paris me servira de terme de comparaison. La moyenne du mois le plus chaud est 23°,21. C'est à cette époque qu'on y meurt le moins. D'après M. Ely (1), il y a dans cette ville pour 1,000 habitants, 7,10 décès de décembre à février, 7,19 de mars à fin de mai, 6,66 de juin à fin d'août, 7,06 de septembre à novembre. Eh bien, si nous comparons cette température du mois le plus chaud avec celle du mois correspondant à Alger, voici ce que nous trouvons. Dans ce mois, température 29°. Ce chiffre semble plus élevé, mais d'après M. Carette, si on prend les maxima et qu'on en fasse la moyenne, on trouve 32°,17 pour Paris, 31°,9 pour Alger. La haute moyenne mensuelle de la ville africaine est due à l'égalité de sa température, l'avantage est de son côté. A Captown, ville située dans un pays chaud, on trouve (1842-1855) les moyennes suivantes des mois les plus chauds, 19°,8 en décembre, 20°,42 en janvier, 20°55 en février. Il fait plus chaud à Paris. En Cochinchine, la température dépasse rarement 28°. A Sainte-Marie (de Madagascar), il est rare que le thermomètre atteigne 30° (Leroy, de Méricourt). A Maurice, en dix ans, pendant les mois les plus chauds (décembre, janvier, février), le thermomètre n'a pas dépassé 36°, au maximum, 24° au minimum (2). Ces exemples pris un peu partout servent à démontrer que l'été, les pays du centre de l'Europe, diffèrent par la température des pays

(1) Paris. Étude démographique, Masson.
(2) Topographie méd. de l'île Maurice. Michel, th. Paris, 1842

chauds. Si cette saison est favorable à leurs habitants, ne nous étonnons donc pas que ceux-ci puissent prospérer sous un ciel moins froid.

CHAPITRE IV

EXISTE-T-IL DES PAYS CHAUDS SANS IMPALUDISME ? QUELS EN SONT LES CARACTÈRES ?

Le moment est venu d'examiner s'il y a des pays chauds non infectés d'impaludisme. Il est évident que s'il se trouvait de semblables contrées, elles se comporteraient comme les pays de l'Europe pendant l'été, c'est-à-dire d'une façon favorable à la vie.

Longtemps on a cru que l'insalubrité du sol était la conséquence inévitable d'une température constamment élevée. Les raisons ne manquaient pas pour étayer ces idées. Les races européennes succombaient à la Louisiane, aux Antilles, aux Indes, etc. Le Cap était mal connu, l'Australie presque pas, la Nouvelle-Calédonie pas du tout. On émigrait à peine à la Plata.

Ces pays ont été successivement envahis par les Européens. Cette invasion a provoqué l'étude de ces différents climats et de leur influence. Les épithètes de « chaud et salubre » ont cessé de jurer entre elles.

Boudin, un des premiers, a signalé l'existence de ces pays. La grande salubrité de l'hémisphère sud l'avait frappé. Pourquoi la chaleur est-elle si terrible dans l'hémisphère nord, si inoffensive dans le sud? l'illustre médecin se l'était demandé. Il lui avait été impossible de résoudre cette question.

L'hémisphère ne joue aucun rôle dans cette innocuité. C'est une simple question de topographie. Un médecin militaire, M. Pauly a, dans un ouvrage récent, longuement insisté sur ce fait. Il est prouvé que dans l'hémisphère nord, on peut trouver des pays aussi sains que dans la zône australe. Il suffit qu'ils remplissent certaines conditions. Quelles sont-elles

Les pays salubres quoique chauds sont toujours les plus secs. De l'absence de végétation, il résulte une absence de décomposition des matières organiques. Les miasmes telluriques faisant défaut, les fièvres qu'elles engendrent ailleurs, manquent également. L'élément chaleur est seul à redouter.

Voilà pourquoi les explorateurs du Sahara, de l'intérieur de l'Australie, etc., n'ont jamais eu de fièvres dites des pays chauds. Le plus grand danger qu'ils aient couru a été de mourir de soif, témoin Barth réduit à boire son propre sang. Leichart, Burke et ses compagnons ont succombé à la misère, non aux maladies. M. Duveyrier, l'infortuné Dourneaux-Dupéré, MM. Soleillet, Largeau et ses compagnons n'ont eu aucune fièvre dans le cours de leurs explorations du Sahara.

Les pays chauds et sains sont aussi ces grandes plaines sans fin. Le vent peut balayer tous les miasmes. Les Européens y vivent admirablement. Tels sont les pampas, certains plateaux brésiliens, l'Australie, le Cap, l'A-

(1) Climats et endémies. Esquisses de climatologie comparée. Masson.

byssinie, etc. (et une partie du Sahara). Voilà où l'on peut essayer de fonder des colonies européennes et les voir réussir. C'est là qu'il faut porter ses efforts : et non pas dans des vallées plus fertiles, plus belles à l'œil, mais le plus souvent encaissées, mal aérées, par suite empoisonnées par les miasmes telluriques. Ce sont les vallées que les auteurs ne manquent jamais de désigner sous l'épithète de riantes.

Il n'y a pas que dans les pays chauds que les vallées soient malsaines. En Europe même, ne trouvons-nous pas dans les régions couvertes de collines les vallées d'ordinaire malsaines et marécageuses ?

CHAPITRE V

QU'EST-CE QUE L'ACCLIMATEMENT ?

Si le passage dans un climat chaud et salubre ne diffère pas d'un changement de saison, on peut se demander ce que c'est que l'acclimatement ? Si on entend par ce mot, l'ensemble des modifications survenues dans l'organisme par suite du simple changement de climat, le mot devient inutile. Il ne reste qu'à le supprimer ou bien à lui donner un autre sens.

En effet, dans un climat chaud et salubre, il n'y a pas de modifications dans l'organisme. On sue évidemment plus qu'en pays froid. La suractivité de la sudation provoque peut-être un développement des organes préposés à cette fonction. Le foie plus accablé de besogne s'hypertrophie plus ou moins. Est-ce là de l'acclimatement? Dans ce cas, il faudrait appeler acclimatement au gymnase l'hypertrophie des muscles, qui suit cet exercice. Nul n'a songé je crois à soutenir une semblable opinion.

Quant aux pays insalubres faut-il leur attribuer le mot d'acclimatement? Je ne le pense pas. On résiste plus ou moins aux miasmes selon qu'on y a été plus ou moins exercé dès son enfance. Le montagnard habitué à respirer l'air pur, qui vient habiter dans une grande ville un petit réduit, supporte mal l'action de l'air confiné. Un fils d'ouvrier qui a toujours vécu là, résistera mieux. L'un mourra phthisique, l'autre traînera longtemps une existence maladive. Est-ce qu'on ira prononcer le mot d'acclimatement à l'air confiné pour caractériser les lésions que celui-ci provoque? Non évidemment. Soyons logique, et n'appelons pas acclimatement les lésions produites par les miasmes telluriques ou palustres. L'individu venant d'un pays à air pur sera peut-être plus vite atteint que celui qui sera né dans le pays, aucun ne sera acclimaté. En France, pas plus que dans les pays chauds, la population des régions marécageuses ne se maintient naturellement pas excédant des naissances Pour qu'elle ne disparaisse pas, une immigration venue des régions voisines est nécessaire. Est-il utile de rappeler ces dix communes de l'Ain dont la population, d'après Montfalcon, a diminué d'un tiers par excédant des décès? Dans certaines communes entourant l'étang de Thau, la moitié des enfants n'atteint pas l'âge de dix ans (Régy) (1). Dans la basse Toscane, la vie est courte. Entre les deux

(1) Élisée Reclus. Nouvelle géographie, t. II.

étés de 1840 et 1841, on y a eu à soigner 36,000 fiévreux sur une population totale de 80,000 personnes, résidant presque toutes sur des hauteurs et ne se hasardant dans les plaines empoisonnées que pour de rares visites (1). Faute d'immigration, Brindes, Aquilée, d'autres villes encore se sont éteintes (2). La population étant italienne et en Italie, nul ne dira qu'il n'y a pas eu d'acclimatement : ces gens sont morts empoisonnés par les miasmes palustres.

En Algérie, si les colons meurent beaucoup ce n'est pas par défaut d'acclimatement. Les indigènes dans les mêmes conditions ne résistent pas mieux. M. Quesnoy (3), pendant huit ans médecin de spahis, a constaté qu'ils étaient soumis comme l'Européen aux effets de l'impaludisme. Pourquoi appellerait-on ces effets : acclimatement de l'Européen et d'un autre nom chez l'indigène ?

M. Quesnoy n'est pas seul à signaler ce fait. M. Périer dit également que la santé des indigènes est tout aussi éprouvée que celle des Européens : « On ne peut comparer, écrit-il, aux Arabes des plaines les populations Kabyles, sans être frappé de la différence entre la faiblesse constitutionnelle des uns et la force des autres » (4).

M. Dutroulau, dans son ouvrage (5), et d'autres auteurs ont démontré que les nègres dans leur pays, peu-

(1) Él. Reclus. Ibid., t I, p. 415.

(2) Becquerel. Hygiène.

(3) Quesnoy. Topographie de la Mitidja, Rec. de mém. de méd. et de chir. mil., 1866.

(4) Acclim. en Algérie. Périer, Ann. d'hyg., t. XXXIII.

(5) Loc. cit.

vent subir les atteintes de l'impaludisme. Au Sénégal, la malaria décime les enfants nègres. L'accroissement de la population par suite y est nul. Les traitants nègres venus pour commercer dans le Haut-Sénégal sont souvent atteints par le poison palustre (1).

Pour clore ces considérations, je dirai : on ne peut pas considérer l'acclimatement comme un état physiologique. Il n'y a pas de véritable acclimatement dans un pays salubre. Dans un pays malsain, on n'a que les manifestations de l'intoxication palustre. Pourquoi les appeler « intoxication palustre » quand les intoxiqués le sont dans leur pays, et « acclimatement » quand c'est dans un pays chaud ? Luxe de mots bien inutile.

La rapidité de cette intoxication diffère selon les contrées. Quelquefois l'immigrant succombe avant d'avoir procréé des enfants. Dans d'autres cas, quelques enfants sont nés et ont survécu. Le pays semble alors propre au développement de la race. Il n'en est rien. Cette nouvelle génération née de parents frappés par l'insalubrité, est moins forte qu'eux. Ses descendants sont peu nombreux et plus faibles encore. Les décès surpassent de beaucoup les naissances. La race disparaît si les vides ne sont pas comblés par des immigrants. Rochoux (2) dit aussi qu'aux Antilles on ne saurait peut-être citer « dix exemples de créoles à la troisième génération de père et de mère sans croisement aucun avec du sang européen. »

Cette discussion sur l'effet physiologique d'un pays

(1) Essai de topographie médicale du haut Sénégal. Thaly, Arch. méd navale, t. VIII.

(2) Loc. cit.

chaud salubre a des applications immédiates. L'une d'elles, par exemple, est le séjour plus ou moins long des troupes Européennes dans les colonies placées sous la zone torride. On sait que les garnisons n'y séjournent pas plus de deux ans de suite. La mesure est excellente pour les régions malsaines telles que le Sénégal, la Guyane, etc. Moins on y restera de temps, plus il y aura de vies épargnées. Mais la mesure est-elle bonne en pays chauds et sains ? Boudin a essayé de démontrer sans y parvenir que même dans ces pays la mortalité augmentait avec la durée du séjour (1). Le contraire paraît devoir arriver. Il semble, en effet, que les causes de maladie doivent diminuer à mesure que le soldat s'accoutume à la température élevée. C'est ainsi que la dysentérie et l'hépatite, dues à un régime mal entendu, diminuent de fréquence après quelque temps de séjour. La santé des troupes s'améliorerait donc sensiblement, si on les faisait séjourner longtemps dans les pays chauds salubres : tels sont la Réunion, la Nouvelle-Calédonie, Taïti. Une autre bonne mesure serait aussi de ne faire passer les troupes en pays chauds malsains qu'après un séjour dans un pays chaud sain. Les soldats n'auraient donc contre eux qu'un ennemi, l'impaludisme : tandis qu'à cet ennemi, viennent se joindre les écarts de régime causés par la température nouvelle : et l'on sait combien les écarts favorisent les manifestations de la malaria. C'est ainsi qu'en Algérie, par exemple, il serait logique de faire tenir garnison, aux nouveaux débarqués, sur les hauts-

(1) Sur la mortalité et l'acclimatement en Algérie. Ann. d'hygiène, t. XXXVII, 1re série.

plateaux. Ils sont plus chauds que le littoral, mais non d'une salubrité douteuse comme lui. Plus tard, après un an ou deux de séjour, par exemple, on les ferait descendre dans le Tell. Beaucoup de vies seraient épargnées de la sorte, et la mortalité de nos troupes en Algérie, supérieure encore à celle des troupes en France, ne la dépasserait plus autant. Il serait mieux encore de ne pas mettre de troupes dans le Tell et de les laisser toutes sur les hauts-plateaux.

La mortalité serait moindre qu'en France. Voilà les arguments hygiéniques à fournir en faveur de cette mesure ; quant aux politiques, ils ne font pas défaut. On les trouvera exposés dans les *Cahiers algériens* de 1870, page 125.

CHAPITRE VI

« L'ACCLIMATABILITÉ » DANS UN PAYS CHAUD EST-ELLE UNE AFFAIRE DE RACE ?

La question de l'acclimatement telle que je l'ai présentée doit forcément m'entraîner vers une autre question brûlante. Si l'acclimatement dans les pays chauds et sains n'existe pas, comment se fait-il que les immigrants venus de certains pays réussissent, là où des émigrants de race différente succombent ? Le fait est tellement vrai qu'on a pu faire une classification de la résistance aux climats chauds selon les races. La voici pour l'Algérie (1867-1872) : Italiens, Maltais, Espagnols, Français, Allemands. Mais l'Algérie est un pays où l'impaludisme joue un grand rôle ; dans tous les pays semblables on obtiendra les mêmes résultats. Tout change quand il s'agit d'un pays sain. Il n'y a plus alors de résistance variable selon les races, surtout si ces races ne sont pas dans un climat tout à fait dissemblable du leur. Evidemment, je n'irai pas rêver la colonisation de régions équatoriales si chaudes et à lumière si vive, par des Esquimaux venant d'un pays glacé et sans lumière. Cette question de l'innocuité de la chaleur seule sur les diverses races européennes me semble si importante que je lui consacrerai la seconde partie de ce travail. Mon but dans ce chapitre est de démontrer que dans les régions d'une salubrité douteuse le régime joue à peu près le seul rôle. Si on a pu faire une classification par races, c'est uniquement parce que les goûts et le régime des hommes varient selon le groupe ethnique d'où ils sortent.

Une comparaison fera, ce me semble, bien ressortir la justice de ce raisonnement. M. Ricoux (1) a démontré que les enfants espagnols, italiens, maltais ont en Algérie (Philippeville) une mortalité considérable. Les étrangers en perdent proportionnellement plus que les Français. Est-ce à dire que les Européens du midi ne puissent vivre dans ce pays qu'à l'âge d'homme, et que les Français résistent bien dans leur enfance seulement? Cette conclusion semblerait naturelle, elle est fausse. La haute mortalité des méridionaux dépend uniquement de l'absence de soins pour leurs enfants. Les Français les soignent mieux, en perdent moins.

(1) Contribution à l'étude de l'acclimatement des Français en Algerie, 1874, Masson.

Il y a donc là une question d'habitude, de mœurs, particulière à un groupe d'individus, non une question de race.

Dans le même ordre d'idées, on peut appliquer ces considérations à la question de régime. C'est ainsi que les gens du nord mangent énormément. Leurs aliments sont en outre beaucoup trop riches en principes nutritifs, la quantité d'urée qu'ils produisent en est une preuve. Par suite deux cas peuvent se présenter. Ou bien ils font beaucoup trop de chaleur, ou encore ils sont atteints des affections des gros mangeurs.

Font-ils trop de chaleur? Il leur devient impossible de maintenir leurs 37°. La sudation continuelle les épuise Il leur faut boire pour réparer leurs pertes liquides, ils boivent donc, et beaucoup ne se contentent pas d'eau aromatisée. L'alcool leur est nécessaire. Comment imaginer un homme du nord sans alcool? Ce poison tue 50,000 anglais par an dans leur pays. Ses ravages sont bien autres aux Indes. Là-bas des régiments entiers se fondent pour ainsi dire sous sa terrible influence. M. Lancereaux (1), à qui j'emprunte ces détails, signale le fait suivant d'après M. de Moussy : « A Montevideo, de 1846 à 1847, il y avait de troupes anglaises environ mille hommes, de troupes françaises de 1846-1852, 500 à 1000 hommes. La mortalité relative comparée à celle des Français, a été au moins triple chez les Anglais, et cette énorme différence a été attribuée, non sans raison aux habitudes d'ivrognerie des soldats et même

(1) Alcoolisme. Dict. encyc. des sciences médicales.

des officiers anglais. » Le climat de l'Uruguay, rappelons-le, est admirablement sain.

Si l'alcoolisme agit aussi sûrement dans un pays sain, que ne fera-t-il pas dans une contrée insalubre ? Comme il préparera bien les voies aux miasmes par les troubles intestinaux et les congestions répétées du foie qu'il cause ! Le régime trop riche lui vient encore en aide.

Je ne parle pas des gros mangeurs. Affaiblis par une absorption défectueuse et souvent par la diarrhée ou la dysentérie, ils n'offrent aucune résistance aux influences extérieures.

Voilà des gens, n'en pouvant mais, usés, cachectiques même, ; comment engendreraient-ils des enfants robustes ? Ces êtres malingres résistent mal ; si les parents ne sont pas trop affaiblis, ils tuent leurs enfants d'une autre façon, par une alimentation exagérée. Ce fait est si vrai que le gouvernement anglais a cru devoir publier des instructions pour les mères anglaises habitant les Indes. Ajoutons à ces faits que beaucoup de femmes intoxiquées par le miasme palustre avortent. Résultat général : les décès surpassent les naissances ; la race disparaît.

Comparons à ces gens, les méridionaux ; les Italiens boivent peu d'alcool. » Les Espagnols ont une aversion profonde pour l'ivrognerie » (Lancereaux). Dans les cafés grecs, on boit de l'eau sucrée ou du café, jamais de bière, d'absinthe ou d'autres liqueurs aussi mauvaises ; voilà une grande cause d'affaiblissement écartée ; quant au régime. il est peu riche. Les Français les plus sobres se contenteraient difficilement de la poignée de macaroni du Lazzarone, du riz de l'Indou, ou des quelques dattes du Touareg; cette alimentation produit peu de chaleur; les sudations se réduisent donc à une faible évaporation cutanée; on n'observe pas chez eux ces sueurs profuses qui sidèrent l'homme du Nord; le besoin de boire en devient moins impérieux. Dans le Sâhara « le Châambi, en temps ordinaire, dit M. Largeau, peut marcher deux longues journées sans ressentir les ardeurs de la soif. » (1).

Qu'un Européen vienne du Nord ou du Midi, si son régime se rapproche de celui des indigènes, il verra ses chances de vie s'accroître, même dans un pays peu sain; les exemples abondent. Les Béarnais, les Hauts-Languedociens viennent de contrées froides et humides; ils réussissent en Algérie, grâce à leur sobriété (2). L'inverse a lieu pour les méridionaux ou les indigènes qui vivent en « gens du Nord. »

Comment expliquer, sinon par une question de régime, la résistance étonnante au premier abord des femmes, des vieillards et des gens faibles placés dans un pays chaud insalubre? Aux Antilles, « la durée moyenne de la vie est bien diminuée chez les hommes surtout..... qui plongés de bonne heure dans les excès, sont flétris avant l'âge..... tandis que les femmes parviennent quelquefois à une vieillesse très-reculée. » (3). Rochoux dit également qu'aux Antilles on voit les Européens, qui

(1) Le Sahara, premier voyage d'exploration. Sandoz et Fischbacher, décembre 1876, p. 258.

(2) Lafon de Caudaval, in Bull. de la Soc. de climatol. algérienne. Résumé dans le compte rendu des travaux de cette société, par Bertherand, p, 58,

(3) Art. climat (Guerard) in Dict en 30 vol.

parviennent à atteindre la soixantaine, pousser ensuite très-loin leur carrière et « surtout jouir d'une santé plus ferme qu'ils ne l'auraient sans doute eue en Europe. » (1). D'après M. Simonot, en voit souvent aux Antilles de nombreuses familles avec des vieillards (2). Ces femmes, ces vieillards, ces gens faibles doivent à leur position une vie plus régulière, un régime mieux approprié, par conséquent des conditions de résistances inconnues aux personnes jeunes et bien portantes.

M. Périer, puis M. Bertherand ont signalé des cas de longévité remarquables chez des Européens établis en Algérie depuis la conquête. Les âges de 94, 97 et même 104 ans ne sont pas exceptionnels (3). Est-ce à dire qu'il suffit de franchir la Méditerranée pour vivre longtemps? Hélas non ! trop de jeunes vies ont été moissonnées là-bas pour qu'on puisse soutenir une semblable théorie. On ne peut que donner l'explication suivante de ces faits. Ces vieillards sont arrivés dans le pays à un âge avancé déjà, comme aux Antilles, leur régime régulier les a mis à l'abri des atteintes de l'impaludisme. La douceur des hivers a contribué, en outre, à prolonger leur existence ; l'hiver, en effet, chez nous, tue les vieillards. Sur une moyenne d'environ 12000 décès ; les mois de janvier et février comptent chacun environ 1350 décès de vieillards de 70 ans. Les mois de juillet, août, septembre en ont moins de 800 (4). Ce fait a une conséquence pratique,

(1) Art. acclimatement Ibid.

(2) Loc. cit.

(3) Résumé des travaux de la Soc. de climatol. alg. et procès-verbaux des Réunions.

(4) Bertillon. Art, Mésologie. In Dict. encyclop. des sc. méd.

on ne saurait trop recommander aux vieillards d'aller s'établir en Algérie, ou d'y passer au moins l'hiver.

J'ai beaucoup parlé des vieillards, peu des hommes jeunes, c'est que je réserve pour la fin quelques exemples frappants, confirmation éclatante de mon opinion.

Dans les pays entachés d'impaludisme, la vitalité des Espagnols est incontestablement plus brillante que celle des Français. Eh bien, au Mexique en Cochinchine, Espagnols et Français ont combattu côte à côte ; les fatigues étaient les mêmes, le *régime aussi*. Qu'en est-il résulté ? La mortalité a été la même des deux côtés ; le typhus, les affections paludéennes, la dysentérie les ont frappés comme nous (1). Si l'on s'avisait de coloniser la Cochinchine avec des représentants des deux races, en leur laissant leur régime et leurs habitudes, nos compatriotes sans aucun doute seraient les plus éprouvés.

La résistance aux influences telluriques augmente ou diminue selon le régime, comme le mercure du thermomètre monte ou descend selon la température. Robertson raconte le fait suivant : un corps anglais se trouvait dans les Indes ; la santé générale était douteuse; les vivres manquent. On réduit la ration ; chaque soldat n'a plus droit qu'à deux onces de riz (62 grammes environ). Naturellement, chacun croit qu'il va mourir de faim. Leur santé n'en devient pas moins excellente ; il y a très-peu de malades (2).

A ces faits nous joindrons l'observation suivante d'un

(1) Leroy de Méricourt. Bull., soc. Anth. T. V., p. 811.
(2) V. Hygiène de Becquerel.

voyageur, M. Bonnat. Elle a bien sa valeur ; notre compatriote se trouvait dans le pays des Achantis (1).

« Les trois premières années que j'étais sur la côte occupé à faire le commerce, j'eus à subir les maladies auxquelles les Européens sont sujets. Au commencement de la quatrième année, je fus fait prisonnier par les Achantis et privé brusquement de ce soit-disant confort Européen, car, comme tout le monde, je le croyais indispensable à la santé; je passais un mois dans le camp des Achantis, ayant à subir toute espèce d'outrages et de mauvais traitements; après quoi je fus conduit dans le pays de mes maîtres. »

« ..... Quoique le voyage eût été long, accompagné de fatigues et de privations de tout genre, je fus étonné que ma santé, ainsi que celle de mes coprisonniers (M. et Mme Ramseyer et M. Cuhéné de la mission protestante de Bâle) n'eut aucunement souffert. »

« Après une année passée à Coumassie, nous jouissions d'une santé supérieure à celle que nous avions sur la côte. »

« Pendant la deuxième année de captivité... les missionnaires de Bâle, établis sur la côte nous expédièrent aussi une quantité de provisions européennes.... Jambons, boîtes de conserves, bouteilles, vaisselle et autres objets furent reçus par nous avec la plus vive gratitude. »

« Nous commençâmes à nous servir des provisions qu'on nous avait envoyées, mais avant que quinze jours fussent passés, des nausées, des maux de tête et d'autres symptômes que nous avions éprouvés sur la côte se dé-

(1) Explorateur. T. I. n° 6.

clarèrent. Nos visages commencèrent à perdre leurs couleurs naturelles et affectèrent cette couleur pâle et jaune qui caractérise les Européens du littoral; nous perdîmes notre appétit. »

« Je fus le premier attaqué par la fièvre.... un des natifs me pria d'accueillir le conseil suivant: « ..... quand tu mangeai comme moi, ta santé était bonne. A ta place je ne mangerai plus de ces aliments d'Europe. »

Je lui promis de revenir à la nourriture du pays ; il me fallait revenir à la soupe de colimaçon extrêmement pimentés, aux bananes bouillies, au gros pain de maïs. Un rude combat se livra entre mon palais et mon estomac ; heureusement la sagesse remporta la victoire ; en très-peu de temps, j'avais recouvré la santé. »

« Mes compagnons se moquaient de moi... l'un d'eux eut à subir une attaque de fièvre bilieuse qui faillit l'emporter, un autre eut la dysentérie... ils furent rétablis quand ils suivirent mon exemple. »

« La troisième année, je résolus de tenter une autre épreuve... celle de la culture de la terre. A 1 kilomètre et demi de Coumassie, j'avais remarqué au sommet d'une colline un emplacement convenable que je désirais défricher et cultiver... chaque jour je travaillais dix heures sous un soleil ardent... Après six mois d'un travail ardu, le sommet de la colline n'était plus reconnaissable... ma santé était admirable. »

« Tous les indigènes intruits de la côte ouest, qui ont abandonné la manière de vivre de leurs pères, sont sujets aux mêmes maladies que les Européens, tandis que ceux qui conservent les habitudes et la nourriture du pays, jouissent d'une excellente santé ; néanmoins, je ne peux pas nier que la côte ouest ne soit malsaine. »

Cette observation d'un homme sérieux me semble tellement concluante que je n'y ajouterai aucun commentaire ; elle prouve que la résistance aux climats insalubres est une affaire presque uniquement de régime; la race ne doit jouer ici qu'un rôle fort effacé.

Il ne s'agit que de l'homme adulte ; parce que celui-ci peut se donner de grandes chances de résister quelques années. Est-ce à dire qu'il lui est loisible de conserver sa race dans un pays malsain? Non, évidemment. L'enfant est si sensible aux influences paludéennes que ses chances de vie sont fort aléatoires ; elles varient en raison inverse du degré d'insalubrité. L'écart entre la mortalité et la natalité sera d'autant moindre que l'Européen prendra plus de soins de sa progéniture. Le plus sûr moyen de vivre sera encore l'acclimatation ; on entend par ce mot, en langage démographique, l'ensemble des procédés mis en œuvre par l'homme pour transformer un climat, afin d'y maintenir sa race ; dans les pays chauds salubres, l'acclimatation n'est qu'un luxe ; c'est une science bien complexe, si le pays est malsain.

Une première génération arrive; elle entreprend des travaux de défrichements et d'assainissement, les hommes succombent avant peu ; d'autres surviennent, qui continuent leur œuvre; les causes d'empoisonnement étant moins nombreuses, leur disparition est moins rapide ; survient une *troisième couche* d'immigrés, détruite avec moins de rapidité, et ainsi de suite. Enfin, quand beaucoup de générations se sont éteintes, quand de plus nombreuses santés ont été compromises, quand des travaux immenses ont été faits, des sommes énormes dépensées, les cimetières cessent d'être « les seules colonies toujours croissantes. » La mortalité et la natalité s'équilibrent; la balance penche en faveur de cette dernière ; l'accroissement se fait de plus en plus vite. Ce n'est pas que la race ait acquis une aptitude nouvelle ; mais on a créé un climat nouveau, chaud et sain : nous allons montrer que les Européens y vivent parfaitement. Ce tableau, nous le verrons ainsi, est la fidèle peinture de l'Algérie. Les Français y sont aujourd'hui à la période d'équilibre ; quand il en sera mort un certain nombre encore, l'accroissement deviendra rapide comme en Australie par exemple; le pays se maintiendra dans cette situation, tant que des mesures ineptes ou la paresse des habitants ne viendront pas annihiler les travaux de tant de colons.

On peut, en effet, détruire l'œuvre de l'acclimatation. Le peuple qui agit ainsi, que ce soit par imprévoyance ou barbarie, se condamne à mort ; c'est de la sorte que les Vandales ont dû se condamner à disparaître d'Espagne et d'Algérie ; les indigènes ruinés, dispersés par leurs vainqueurs, ont abandonné les travaux de la culture. L'impaludisme s'est accru ou développé sous cette influence et a tué les vainqueurs ; après la disparition des Vandales, les bergers espagnols ou arabes ont continué l'œuvre dans les deux pays, et les deux pays se sont dépeuplés. La plaine de la Mitidja presque déserte aujourd'hui a contenu une population très-dense (Quesnoy). Toutes les plaines algériennes ont vu leur population s'éteindre à la suite d'un déboisement inepte ; seuls, les points élevés en dehors des atteintes des poisons paludéens se sont maintenus. D'après M. Duhousset, dans le Ddjujura on compte 77,17 habitants par kilomètre carré ; la France en avait alors 69,27 (1). En Grèce, des vallées jadis peuplées sont devenues désertes ; la mal'aria créée par le manque de soins a chassé les habitants. L'impaludisme était inconnu à l'île Bourbon ; des circonstances économiques ont poussé les habitants de l'intérieur à faire de grands défrichements ; on a observé récemment des manifestations d'origine palustre ; voilà donc des habitants qui se créent un nouveau climat ; peut-être deviendra-t-il mortel pour eux. Mayotte et Les Seychelles ont une structure identique. L'Européen ne peut séjourner à Mayotte : il prospère aux Seychelles. Cette différence est due à ce que « sur les montagnes, aux Seychelles, il n'y a de nus que les rochers, tandis qu'à Mayotte sur la plupart des sommets, le sol est à découvert, sans végétation et fournit constamment les matériaux de la vase (dans les parties basses de l'île). » (2). Il dépend de l'homme de créer par l'acclimatation à Mayotte, le climat des Seychelles : ou de faire des Seychelles, les succédanées de Mayotte pour l'insalubrité.

Voilà bien des exemples des effets de la *desacclimatation*. Nous pouvons en trouver sans sortir de notre patrie ; la Dombe était couverte de cultures au XIVe siècle. « Des guerres féodales firent disparaître la population de villages entiers, les eaux s'amassèrent dans les bas-fonds,

(1) Voyage dans la Kabylie. Tour du monde, 1863.

(2) Grenet. Souvenirs médicaux de quatre années à Mayotte. Th. Montpel., 1866.

les ruisseaux s'obstruèrent ; l'aspect de la contrée changea peu à peu. » Le pays se couvrit d'étangs ; le paysan favorise la transformation du pays ; la fièvre vint à la suite empêcher le développement de la population. Nous avons vu que les Dombes ne se dépeuplaient pas absolument, grâce à une immigration continue. Aujourd'hui l'acclimatation rend au pays sa salubrité. « En vingt ans, la population s'est accrue d'un tiers et la mortalité a diminué d'autant. » (1).

(1) Eli. Reclus. Nouv. Géog. universelle. T. II, p. 363.

DEUXIEME PARTIE

Avant de commencer cette seconde partie de mon travail, quelques considérations préliminaires me semblent utiles.

Nous allons étudier l'influence de quelques pays chauds (Afrique-Australe, Australie, Brésil, Algérie) sur le développement des races européennes ; les pays sont étudiés comme exemple ; il y en a un grand nombre d'autres aussi sains.

On remarquera la ressemblance presque absolue de quelques-uns de ces pays (Cap, Australie, Algérie). Vers les côtes, des chaînes de montagnes créent des vallées multiples ; sur le second plan, steppes immenses ; plus loin, le désert, on l'appelle Sahara en Algérie ; désert de Kalahari au Cap.

L'habitabilité de ces régions varie avec la structure ; les vallées du premier plan sont marécageuses et malsaines le plus souvent (Algérie, côtes occidentales et orientales de Cap). Les steppes bien ventilées sont saines; les journées y sont chaudes, les nuits très-fraîches, vu le rayonnement ; le désert est plus chaud encore le jour, plus froid la nuit ; il sert de ventilateur pour les steppes. L'air suréchauffé gagne les parties supérieures ; de l'air plus frais vient le remplacer. Un courant est de la sorte déterminé au-dessus des régions du premier et du second plan.

Dans tous les pays, les steppes ont été envahies par les Européens devenus pasteurs. Le même fait s'est reproduit dans un pays semblable que nous n'étudierons pas, la Plata. Disons par anticipation que l'Européen prospère dans les plaines : aussi les Français, peuple colonisateur par excellence, se sont-ils empressés de ne pas se faire pasteurs dans la région des steppes Algériennes. Les points choisis pour la colonisation ont été naturellement les vallées mal ventilées, inhabitables pour les indigènes eux-mêmes.

Les européens dans les pays que nous allons étudier, ont un caractère commun, l'activité. L'activité semble, quoi qu'on en ait dit, la condition essentielle de la vie des races en quelque lieu qu'elles soient. Les peuples ne disparaissent que lorsqu'ils la perdent, cette activité. En beaucoup d'endroits, ce fait est palpable A Bourbon, les petits blancs (travailleurs) prospèrent; les riches propriétaires (inactifs) ne se maintiennent pas par excédant des naissances. D'après Huilliet, à Pondichéry « les Européens résistent mieux que les Européennes parce qu'ils déploient plus d'activité et prennent plus d'exercice » (1). Beaucoup de ces Européennes seraient même obligées de fuir les effets de ce climat qui leur est funeste. Semblable observation a été faite en Algérie sur des Européennes tout aussi inactives. Nous pouvons rappeler également l'exemple de M. Bonnat travaillant vers Coumassie et s'en trouvant bien. Quelques exemples semblables se présenteront dans le cours de ce travail. Ces idées peuvent être généralisées. Dans notre Europe, le mouvement est nécessaire comme en pays chaud. Ne voyons-nous pas dans nos grandes villes, les gens condamnés par leur

(1) Loc. cit.

profession au repos continuel, engendrer peu d'enfants. les avoir plus faibles qu'eux. Les grands penseurs ont de semblables enfants. Quand ils ne sont pas idiots, c'est un cas heureux.

A propos de chaque pays, nous dirons quelques mots des nouvelles races qui s'y forment.

Nous avons essayé d'esquisser la démographie de ces Européens en pays chauds. Par malheur les documents font presque défaut. Nous avons recueilli cependant un certain nombre. Il serait imprudent de leur accorder une valeur considérable ; leur seule utilité est de donner des résultats approximatifs, d'après eux on pourra se créer une opinion également approximative sur le degré de vitalité des Européens. L'opinion sera d'autant mieux fixée que les résultats seront plus concordants entre eux. Les chiffres des décès, sauf pour l'Algérie, seront d'ordinaire trop faibles. On comprend que dans un pays à population clair semée, on ne se donne pas la peine de faire un voyage pour déclarer un décès : puis beaucoup d'individus, vivant isolés, peuvent disparaître et personne ne s'en aperçoit. En Australie, les écarts doivent être considérables. Pas plus qu'en Angleterre, on ne doit y déclarer les mort-nés. De plus, dans les pays, l'inscription des naissances n'est pas obligatoire dans les trois jours, les parents prennent, pour cela, huit et même quinze jours. Si l'enfant meurt avant, on ne le déclare pas ; c'est un moyen d'éviter des frais de funérailles. Or, nous verrons que pendant les chaleurs, beaucoup de nouveau-nés sont frappés. Ils échappent, de la sorte, à la statistique : par suite l'exactitude de ses résultats diminue. Pour le Brésil, je n'ai trouvé que trois chiffres : population, décès, naissances ; sans plus d'explications ; les données sur la natalité et la mortalité restent, par suite, dans le vague. L'Algérie est encore le pays sur lequel les renseignements ont le plus de précision. On sait comment sont rédigés les documents, je n'y insisterai donc pas.

CHAPITRE PREMIER.

LES HOLLANDAIS DANS L'AFRIQUE AUSTRALE.

Nous étudierons dans cette région le Cap, Le Natal, la République du fleuve Orange, le Transvaal. La comparaison de ces pays avec l'Algérie a été faite. Les contreforts du Drakenberg donnent naissance à de nombreuses vallées semblables à celles du Tell. Ce sont des « ouadis » non des fleuves véritables qui les arrosent. L'insalubrité de ces vallées est notoire. Toutes les affections d'origine palustre s'y manifestent. Une rapide description permettra de se faire une idée de ce Tell.

Le Zambèze, qu'on l'appelle de ce nom, où Liambye comme dans la première moitié de son cours, a une vallée mortelle pour l'Européen ; d'autant plus funeste qu'on se rapproche de son embouchure.

Les rivières situées plus au sud jouissent du même privilége. Erskine considère cette côte comme fort insalubre. Le cours du Limpopo n'est pas moins dangereux. Marensky raconte qu'une caravane, composée de six cha-

sauvage et romanesque. Enfermé au milieu de hautes montagnes, ce village est soustrait aux puissants courants d'air et à leur influence purificatrice (Rundum von hohen Bergen eingeschlossen ist, den Kræftigen Lufstromungen der Zugang verwehrt, und deren reinigender Einfluss benommen). Les cas de fièvres étaient fréquents, aussi les fondateurs l'ont-ils abandonné (1). A côté des restes d'Origstadt est Lydenburg, bien sain. Ces deux exemples rapprochés démontrent que la ventilation seule donne la salubrité. Il n'y a pas là une question d'hémisphère comme le prétendait Boudin.

Le climat est assez sec. De 1842 à 1855, la quantité de pluie a varié entre 47,70 centimètres (18,78 pouces) et 85,01 centim. (33,47 pouces). La quantité moyenne annuelle de pluie est 59,20 centimètres (23,31 pouces). Ces chiffres énoncés ainsi n'ont pas grande signification, ils n'en acquièrent que par comparaison. Il est facile de faire cette comparaison avec les autres pays que nous étudions. Il nous suffira de remarquer que tous ces pays chauds et salubres ont, comme caractère commun, le peu d'humidité.

Peu importe à notre sujet de savoir quels vents amènent ces pluies. Les vents d'est les déterminent sur la côte orientale, ceux d'ouest sur l'occidentale (2). La répartition de cas pluies est fort variable et curieuse à étudier. La seeule chose qui nous intéresse est de savoir

, Mitt. Petermann 1870, p. 3. K. Mauch's Reisen in Innern v. Afrika.

(2) V. Missionär Hugo Hahn's Reise in Lande des Herero, in Süd-west-Afrika-Mitth., 1872.

que plus on s'éloigne de la côte, moins les pluies sont abondantes. Les plateaux de l'Afrique Australe tiennent le milieu entre la côte et le désert sous le rapport de l'humidité.

Puisque nous étudions les effets de la chaleur, il est naturel d'étudier la température du pays. Disons que l'été correspond à notre hiver, et juillet est le mois le plus froid.

La température est celle d'Algérie; la moyenne du mois le plus froid (juillet) est 14°,3 Kœmtz; celle du plus chaud (24°,1) température prise à Captown.

Au natal (à Pétermaritzburg) la température moyenne annuelle est 18°,09 (Dr. Mann). Cette température oscille entre un maximum de 36°,2 et un minimum de — 1°.

Sur la côte occidentale, Hahn et d'autres missionnaires ont observé, dans le pays des Némaquas, la température de 41°, prise régulièrement à trois heures pendant l'été.

Si nous étudions la température sur les plateaux, voici que nous trouvons : Tous les climats s'y rencontrent. On trouve juxtaposées la température de l'Europe centrale, celle de l'Europe méridionale, celle des tropiques. Sur le versant septentrional du Manguelisse, l'Européen cultive le caféier, la canne à sucre, l'ananas, le riz (vers Rustenbürg). Par contre, à 18 milles allemands plus au sud, à Porchefstroom, la température trop froide ne permet plus ces mêmes cultures, car on y subit un véritable hiver. Dans le district de Wakkerstrom, il neige l'hiver. Il suffit de marcher 10 milles plus au nord pour trouver un climat tropical (à Lydenburg).

La faune complète le tableau ; là on peut chasser hippopotames, lions, girafes, crocodiles, singes (1).

L'été, toute végétation s'arrête sur les plateaux. L'herbe desséchée ne forme plus qu'une poudre noire. A cette époque souffle, comme en Algérie, un véritable sirocco. Sa durée est d'environ trois jours. Il desséche tout, dit Le Vaillant dans son intéressant voyage. Il soulève des tourbillons de poussière fine; impossible de se garantir. Ce vent est très-chargé d'électricité.

C'est sur ces plateaux ensoleillés que des Européens, partis d'un pays au ciel brumeux, sont venus s'établir. Les affections paludéennes ne les y atteignent pas. Ainsi, d'après Boudin, en vingt ans, la garnison du Cap n'a pas présenté plus de 13 cas de fièvre intermittente. Son effectif cependant a quelquefois atteint le chiffre de 7,000 hommes. D'après Erskine, la fièvre intermittente ne dépasse pas les collines parallèles à la mer. Livingstone dit également que la région qui confine au désert de Kalahari jouit d'un climat excessivement sain quoique la chaleur y soit quelquefois énorme. Elle n'a pas la même action débilitante qu'aux Indes ou sur les côtes d'Afrique. M. Mauch dit la même chose, jamais il n'a eu d'accès de fièvre. Si on remonte trop au nord vers l'équateur, les conditions changent, la fièvre apparaît. Livingstone en a eu plus de 30 accès dans son premier voyage.

D'après Livingstone, Anderson et d'autres voyageurs déjà cités, on peut faire la pathologie de cette contrée

(2) D'après M. Fortsmann. V. Bull. Soc. géog. de Paris, fév. 1868, p. 161, et die Transvaalsche Républik. Mitth., 1867, p. 19.

jusqu'au centre de l'Afrique. Ce qui domine, ce sont les inflammations aiguës : pleurésie, pneumonie, bronchite, rhumatisme; inflammation des voies digestives, ophthalmies, absence de scrofules, rareté de la phthisie. Les tumeurs fibreuses et graisseuses seraient fréquemment observées (1). Les calculs vésicaux le sont rarement.

Voyons maintenant ce que deviennent les Européens en présence de la chaleur seule.

Le premier fait à constater (avec ou sans étonnement), c'est la présence de descendants des colons hollandais. D'après les théories en honneur, cette race n'a pas rempli son devoir; elle devait disparaître. N'y avait-il pas contre elle tout ce qu'on dit incompatible avec la prospérité des Européens? Son premier défaut était d'être une race septentrionale. Ces Hollandais n'avaient-ils pas délaissé les plaines froides, humides et brumeuses de leur patrie pour s'établir dans un climat chaud, sec et à vive lumière. Quelle imprudence! Au moins leur eût-il fallu se nicher sur des hauteurs, ou rester dans les parties méridionales pour avoir moins de chaleur. Ils ont fait le contraire, et sont portés au nord. Dans ce cas, que leur conseiller? Vite des unions avec les indigènes. Si elles sont eugénésiques, leur race pourra se maintenir. Eh bien, ces Hollandais se marient entre eux, il ne naît de métis que par accident.

On ne peut pas dire du Cap, comme d'autres pays chauds, que la race s'entretient par immigration continue. Les Hollandais n'ont plus émigré, cette colonie étant devenue anglaise, leur race s'est donc trouvée,

(1) V. Süd Afrika in Jahre 1858, v. E. Behm, Petermann. Mitth., 1858.

comme la française au Canada, absolument séparée de la mère patrie ; une partie de ces Hollandais peut moins encore être soupçonnée de croisement avec des émigrants étrangers, ce sont ceux du Transvaal et de la république du fleuve Orange. Ils ont quitté le Cap, on le sait, en 1836, par haine pour les Anglais. Personne n'ignore la pénible odyssée de ces malheureux, errants sans ressources sous un ciel de feu, chassés des endroits où ils se rendaient; du Natal par les Anglais, du fleuve Orange soit par les Griquas, soit par les Cafres. Enfin, leurs maux se terminent; ils parviennent à fonder la république Transvaaltique après avoir erré pendant douze ans (1836-1848). Ce seul exemple ne suffit-il pas à montrer que la chaleur seule est sans influence sur la vie des Européens.

Les documents font défaut : aussi ne peut-on pas calculer la mortalité et la natalité dans cette partie de l'Afrique. Si l'on veut juger de la mortalité de la population civile par la population militaire anglaise, nous dirons que, en 1857, la mortalité a été de 15,9 pour 1,000 hommes ; en 1862, 9 pour 1,000 ; en 1863, 11,1 ; en 1864, 8,71, ce moyen d'évaluer n'est qu'approximatif. Les conditions de vie des soldats diffèrent de celles des civils. Beaucoup de soldats sont évacués des Indes sur le Cap pour s'y refaire, aussi le chiffre de la mortalité en est-il augmenté. Nous signalerons, en 1857, où la mortalité a été si forte, une épidémie de variole, 3,000 habitants y ont succombé dans la colonie. Malgré ces circonstances, cette mortalité est à peu près celle de l'Angleterre.

Quant à la natalité, il est difficile d'en avoir une idée approximative, néanmoins la réunion de certains documents permettra de se rendre compte de l'excédant des naissances sur les décès. Il est bon, je crois, de ne pas nous occuper des Anglais. Ce ne sont guère que des oiseaux de passage, sauf dans les districts orientaux et aux ruines de diamants, on trouve peu d'établissements sérieux fondés par cette race.

D'après Barrow (1), la population de la colonie était en 1798 de 61,947 habitants, dont 14,447 Hottentots, 25,754 esclaves, 1,200 domestiques. Ces gens doivent être tous de race nègre, reste donc un nombre de 20 à 21,000 âmes. L'auteur les réunit sous le nom de chrétiens, presque tous doivent être blancs. Le recensement de 1856 accusait 119,577 blancs, mais M. Haussmann ne croit pas ce nombre exact. Ne nous y arrêtons donc pas.

C'est en 1865 qu'a paru le premier recensement sérieux (publié sous ce titre, Census of the colony of the Cap of good Hope 1865, — analysé dans les « Mittheilungen » de Petermann 1868, p. 15 ; der erste Census in der Kap kolonie, Marz 1865).

La population était de 496,381 haditants dont 181,592 blancs (soit 36,6 p. 100 de la population totale). Ce chiffre, comparé à celui de 1798, donne une augmentation de 161,000 habitants ; qu'on ajoute à ce nombre une population d'environ 30,000 boers répartis dans le Free state, le Transvaal, le Natal l'augmentation est de 191,000. Sur les 181,592 blancs du Cap, 26,319 seu-

(1) Nouveau voyage dans la partie méridionale de l'Afrique. (Trad. de l'Anglais, 1806.)

lement étaient nés en Europe (soit 5,3 p. 100). Ces nombres étant donnés, pouvons-nous calculer le nombre d'Anglais qu'il faudra éliminer pour avoir des données exactes sur le développement de la population hollandaise ?

M. Bertillon a démontré que l'on pouvait calculer l'immigration moyenne annuelle dans un pays, lorsqu'on connaît à un certain moment le nombre des individus nés au dehors (1). D'ordinaire, les choses se passent de telle sorte, qu'après une période de vingt ans, le nombre des survivants soit sensiblement égal à la somme des émigrés dans cette suite d'années. Ceux des colons venus avant les vingt ans, qui ne sont pas morts comblent les vides laissés par les décès des gens immigrés plus récemment. Le nombre des gens nés en Europe, 26,319, représente donc la somme des immigrés dans la période 1855-1865, soit 1,315 par an; le chiffre est peu considérable. M. Haussmann nous apprend que depuis le début de l'immigration jusqu'en 1860 les compagnies ont introduit dans la colonie 3,883 individus des deux sexes. Il faudrait y joindre les immigrés volontaires (2). L'immigration a donc été surtout considérable depuis 1860. Ce fait est intéressant à savoir : en effet les nouveaux arrivés n'ont pas eu le temps de procréer à une nombreuse descendance dans le pays. Le chiffre de 26,319 représente, par suite, presque fidèlement le nombre des Anglais établis au Cap. Portons ce nombre à 3,000 pour éviter les causes d'erreur, nous trouvons,

(1) Art. Migration. Dict. Encycl. des sciences méd.
(2) Page 325. Ouvrage cité.

chez les Hollandais, dans une période de 67 ans une augmentation de 141,000 âmes, c'est-à-dire que cette population est devenue sept fois plus considérable par excédant des naissances sur les décès, elle double presque en 10 ans (1).

Le recensement indique la population selon les âges. La race n'est malheureusement pas indiquée dans ce tableau ; les résultats, par suite, doivent être modifiés désavantageusement. Les nègres, on le sait, vivant au contact d'Européens, deviennent inféconds. Malgré cela, les chiffres de l'enfance sont fort élevés, preuve évidente de la fécondidé prodigieuse de ces Hollandais. Au Cap, il y a, par 1,000 habitants, 163,4 enfants de moins de cinq ans ; nous n'en avons que 103, les Prussiens en ont 153.

De 5 à 15 ans, le Cap a 270 enfants, la France 173, la Prusse 214.

La famille semble être fort recherchée dans le pays. Le Cap avait sur 100 habitants 68 enfants et mères de famille. L'Australie méridionale, pays nouveau, n'en a que 66,88. L'Angleterre 54,23.

J'aurais voulu comparer le recensement de 1865 à celui de 1856. Ce dernier, paraît-il, est mal fait. Inutile de raisonner sur des chiffres faux. L'accroissement des

(1) Un fait vient confirmer la justesse de nos appréciations. D'après M. Hausmann, le district occidental du Cap est presque uniquement habité par des Hollandais ; or ce district contient 105348 blancs. On voit quelques Anglais dans le district oriental. Les Hollandais y ont encore la majorité par le nombre. Il y a 76244 blancs dans ce district. Qu'on prenne un peu plus de la moitié de ce chiffre, on trouve une population hollandaise de 40,000 âmes. Qu'on fasse l'addition en y joignant les Boers émigrés du Cap, on trouve 160,000 habitants.

Européens aurait été dans cette période de 11 années 57 pour 100.

En mars 1875 nouveau recensement. On a trouvé 236,782 Européens, soit un accroissement de 30 pour 100 en dix ans. C'est là un signe d'assez grande prospérité. A cette époque, on évaluait à 30,000 les boers du *Free state* : à un nombre égal à ceux du Transvaal. Le Natal en contient 4,000 environ. Supposons que la population anglaise ait doublée; la découverte des diamants ayant stimulé l'émigration. Ce doublement est moins que prouvé. Ces déductions faites, nous trouvons que 20,000 Hollandais en 1798 sont devenus 240,000 en 1875. Ce dernier chiffre comparé à celui de 1865 leur donne pour une période de 10 ans un accroissement de 50 pour 100. Ce chiffre concorde avec celui trouvé précédemment, d'autant plus qu'il est trop faible puisque nous avons exagéré à dessein le nombre des Anglais. La population est devenue en 77 ans *onze fois* plus considérable ; résultat magnifique. Les Canadiens-Français en pleine prospérité dans un pays très-sain et plus froid que le leur (c'est là, dit-on, une excellente condition de prospérité), n'ont pas fait beaucoup mieux. Dans l'espace d'un siècle (1760-1861), la population a passé de 70,000 à 1,600,000 (1), en comptant ceux des Etats-Unis.

Ce résultat est absolument en contradiction avec les théories actuelles sur les pays chauds. La raison est qu'on a jugé une partie par le tout. On connaissait un assez grand nombre de contrées malsaines : on en a conclu que tout pays chaud est inhabitable. A mesure

(1) Rameau. Bull. Soc. anth., 186 .

que les découvertes géographiques et les études climatologiques se multiplieront, ces erreurs disparaîtront. Les auteurs reconnaîtront que si dans les pays du Sud on rencontre beaucoup de contrées malsaines, par suite inhabitables sans le secours de l'acclimatation par contre, une grande partie des terres chaudes conviennent parfaitement au développement des races européennes.

Qu'on n'aille pas croire cette population du cap de Bonne-Espérance dégradée par l'action du climat chaud. Le paysan a gardé ses anciennes habitudes : elles rappellent son origine. Il est aussi lourd et aussi bon calculateur que sur les bords du Zuiderzée. Le physique est assez bien conservé ; et même avantageusement modifié. Qu'on en juge par la description des demoiselles de Captown, faite par M. Haussmann (p. 20). « Les unes à la désinvolture gracieuse, aux traits vifs et riants, à la riche et brune chevelure, à la mise coquette, sont faciles à reconnaître pour les charmantes enfants de la colonie, issues de souche européenne : elles appartiennent à d'anciennes familles hollandaises, établies depuis de longues années dans le pays. » Et plus loin : « Ce qui charme surtout... c'est la beauté de l'enfance sous ce ciel africain... Ces fraîches et délicieuses figures enfantines présentent comme les fleurs, un plus riche et plus complet épanouissement, qu'elles ne le feraient sous le pâle soleil d'Angleterre ou de Hollande. »

M. Pétermann est lui aussi en position d'être bien renseigné. Dans une note à une étude sur les populations de l'Afrique Australe (Mitt. 1872, p. 191). Voici ce qu'il dit : « Les colons hollandais ne se sont pas modifiés pendant leur séjour dans la colonie du Cap. Les bruns ont maintenant la coloration des Européens du Sud. Ceux qui ont le teint clair sont d'ordinaire plus rouges qu'en Hollande. La principale particularité physique des Hollandais de l'Afrique Australe, c'est un embonpoint énorme chez les hommes comme chez les femmes. »

Livingstone dans son premier voyage dit aussi : « Le climat de l'Afrique n'a pas beaucoup influé sur la race des Boers : Ils ont seulement la peau plus colorée que leurs ancêtres et ils sont loin d'offrir cet aspect maladif que présentent partout ailleurs, dit-on, les colons d'origine européenne. « L'accroissement, ajoute-t-il plus loin, est rapide chez les Boers, ils se marient de bonne heure. Leurs femmes sont rarement stériles et presque toutes ont des enfants jusqu'à un âge avancé. » Confirmation de ce que les documents nous ont appris.

Quelques mots avant de terminer. Après la révocation de l'édit de Nantes, des Français réfugiés en Hollande acceptèrent d'aller s'établir au Cap. La colonie reçut 97 familles comprenant environ 300 personnes (1680-1690), d'après M. de Lettres. Bernardin de Saint-Pierre, quand il passa au Cap, dit avoir trouvé les descendants de ces émigrés en très-bonne santé : ils aimaient à parler de la patrie d'où le fanatisme les avait exclus. Aujourd'hui les noms français ne sont pas rares au Cap. M. Haussmann nous apprend qu'on voit dans des villages entiers des noms tels que Hugo, de Roubaix, Joubert, Du Toit, Leroux, Serrurier, Du Plessis, de Villiers. Les de Villiers sont fort nombreux à Captown, ce sont les descendants des trois frères de Villiers. Ces renseignements vagues montrent que notre race prospère fort dans ce pays chaud, bien qu'au contraire son acclimatement soit douteux en Algérie. Nouvelle preuve que la chaleur n'est rien et l'impaludisme tout.

CHAPITRE II

AUSTRALIE.

L'Australie ne manque pas de ressemblance avec le Cap et l'Algérie. Mêmes vallées sur le littoral, mêmes plaines immenses sur le second plan.

Les vallées sont formées par une chaîne de montagnes qui, partant du Cap Northumberland au sud, s'avance au nord jusqu'à la rivière Victoria (25 degrés lat. sud). L'élévation moyenne de cette chaîne est de 9 à 1,200 mètres. Des deux côtés de cette ligne de partage des eaux partent des rivières. Les unes se dirigent à l'est. Leur cours est de peu de longueur : elles sont au fond de vallées. Les autres se dirigent quelque temps vers l'intérieur, arrosant des plaines sans fin à faible inclinaison. Ce ne sont pas des « ouadis » comme sur l'autre versant, mais bien de véritables fleuves.

L'isotherme + 20 degrés traverse l'Australie, de même que le Cap et l'Algérie.

A Melbourne, température moyenne : hiver, 10 degrés, — printemps, 14 degrés, — été, 21 degrés, — automne, 16 degrés (1). Plus au nord, Sydney a une température

(1) De Beauvoir. Australie, p. 214.

annuelle de 18°,1. Le mois le plus froid donne 11°,7, le plus chaud, 24°,7 (1). « C'est, dit M. Rochard, à peu de chose près ce qu'on observe à Alger, mais le climat de l'Australie ne présente ni la douceur, ni l'uniformité de celui de notre colonie d'Afrique. Les saisons y sont plus tranchées. L'hiver s'y montre bien plus rigoureux. Les nuits sont très-froides : il n'est pas rare de trouver au lever du soleil une couche de glace à la surface des eaux. Les gelées blanches sont habituelles, et les ouragans très-fréquents à cette époque de l'année. » On observe quelquefois des températures considérables. A Paramatta on a vu 41 degrés à l'ombre (2).

Le climat est sec. On estime qu'il tombe en moyenne par an 43 centimètres d'eau dans la vallée du Murray, à Echucha; 70 cent. à Melbourne ; 76 dans la Victoria ; 124 à Sidney (3). (Comparez ces chiffres à ceux du Cap.)

La nouvelle Galles est exposée à de désastreuses sécheresses. La pluie manque pendant de longs mois. Les colons perdent alors récoltes et troupeaux (4). Même chose plus au nord, dans le Queensland : ou bien on y est inondé, ou bien tout est grillé par le soleil.

Je voudrais avant d'entamer la démographie présenter quelques considérations sur la partie nord de l'Australie. Il y fait bien chaud. On approche de la fournaise des îles de la Sonde. L'été, c'est presque la température du Sénégal. Comme j'ai surtout en vue l'étude de la cha-

(1) Rochard. Loc. cit.

(2) L. Figuier. La terre et les mers, p. 213.

(3) L'Australie et ses explorateurs. Blerzy. Rev. des deux mondes, 1864. T. LIII, p. 969.

(4) A. Bertillon. Art. Australie. Dict. encycl. des sc. med.

leur et de ses influences, on comprendra que je m'arrête quelque temps à la climatologie d'une région chaude. La végétation y est tropicale. Café, canne à sucre, coton prospèrent dans ce pays. Eh bien, les manifestations paludéennes y sont exceptionnelles, preuve que chaleur et impaludisme ne sont pas forcément liés ensemble.

Résumons les principales observations faites à ce sujet par les diverses explorations.

Une expédition fut envoyée en 1860 pour constater le degré de salubrité du Queensland du nord, cela dans le but d'y établir des colons. Elle concluait : le climat du district de Kennedy est tropical, mais absolument sain. Pendant son séjour, le maximum observé a été une température de (36°,6). La plus basse (21°,8). La température moyenne était 28°,4. Dans ce pays, pluies périodiques, comme dans toute contrée tropicale (1).

Plus au nord, le Somerset, et toute la presqu'île du cap York, se trouvent dans les mêmes conditions. Température moyenne annuelle 26°,9. Vent du sud-est pendant neuf mois, du nord-ouest pendant la saison chaude. Montagnes et plateaux peu élevés. M. Leroy de Méricourt dit ce pays d'une salubrité indiscutable (2).

Les mêmes conditions se rencontrent dans toute l'Australie tropicale. La côte sud-ouest du golfe de Carpentarie a une longueur de 400 milles anglais. Earl la dit très-favorisée de la nature (3). Salubrité complète, sauf

(1) Die. Expédition nach dem Burdekin Fluss in Queensland. Mitt. 1861.

(2) Contribution à la geographie médicale (Somerset, Cap York. Australie sept.). Archiv. méd. nov. T. X.

(3) Earl A. Handbook for colonists in tropical Australia. London 863.

vers l'embouchure de quelques rivières où se trouvent des bois de mangliers. Vents frais en avril, mai, juin, juillet. Brise de mer pendant la saison sèche. La sécheresse est le seul fléau de la contrée. L'herbe y est maigre et les arbres petits, légers inconvénients. L'homme par son industrie les fera disparaître de cette contrée qu'il a surnommée la Terre Promise « Lands of Promise. »

La terre d'Arnhem confine à l'ouest « la terre promise. » C'est une masse quadrilatère, détachée du tronc australien, pour se rapprocher de l'équateur presque autant que la presqu'île d'York. Nombre de voyageurs ont illustré leur nom en parcourant cette terre. Tous en vantent le climat. Un des membres de l'expédition Grégory, M. Wilson, dit : « Quoique le climat de l'Australie nord occidentale, soit au moins pendant six mois de l'année trop chaud pour être agréable, cependant notre santé n'en souffrit nullement. » Le médecin de cette même expédition, Dr J.-R. Elsey, ne parle pas autrement. Il n'y eut ni diarrhée, ni dysentérie, ni rhumatisme, une seule attaque de fièvre légère à la suite d'une marche forcée en plein soleil. Grégory exprime aussi son étonnement d'avoir constaté une aussi bonne santé chez tous les membres de l'expédition. Stuart estime le pays au nord du Roper, très-favorable à l'établissement d'Européens. Leichart était du même avis, Earl déjà cité aussi, etc.

Il y a donc concert d'éloges pour l'ensemble du pays. Quelques points ont fourni matière à discussion, entre autres le port de mer principal « Port-Essington. » C'est le point le plus anciennement occupé. On y avait mis une petite garnison. Les soldats, d'après Stokes (1841), y étaient logés dans des huttes malsaines. Leur nourriture était souvent avariée. Absence de légumes. L'ennui aidant, diverses maladies décimaient les soldats exilés sur cette terre : parmi elles, le scorbut. En cinq ans, sur 58 hommes, on compta 25 morts (environ 8,6 pour 100 par an), chiffre considérable. Le capitaine Keppel, qui tînt garnison en 1849, à Port-Essington, dit aussi le climat débilitant et fiévreux. Il rapporte, et c'est ce que je voulais signaler, le fait suivant. Quelques soldats, pour vaincre l'ennui et avoir de la viande fraîche, se mirent à chasser. Malgré les fatigues causées par cet exercice, sous un soleil brûlant, ils ne furent pas malades comme leurs compagnons inactifs. Preuve évidente, qu'en pays chaud, l'absence de mouvement est pernicieuse.

Il y a aussi quelques autres parties circonscrites malsaines sur les côtes (Limba, Apiu, Blue Mud-Bay, etc.). Mais les recherches du Dr Bynoé, médecin du « Beagle », portant sur un espace de soixante ans, permettent de conclure à la salubrité des côtes, même les plus chaudes de cette région. Il n'y a pas de région aussi voisine de l'équateur qui soit plus salubre (1).

Ces descriptions faites, il se trouve bien établi que : « nous ne nous trouverons partout en présence que d'un élément notable des climats chauds, *la chaleur*. Ses effets, nous les constaterons sur une race du Nord, l'anglaise.

Recherchons maintenant les causes de cette salubrité

(1) V. Die Besiedlung von Arnhem's Land in N.-Australia. Mitt. 1864.

« exagérée ». Tout d'abord, nous rappellerons la faible altitude des collines. De la sorte, les vallées australiennes ne sont pas soustraites à l'action des vents. Il faut mentionner aussi l'eucalyptus, importé en Algérie par M. Ramel. C'est à sa présence qu'on a attribué la salubrité de l'Australie, et de fait on pourrait bien avoir raison.

Comment une vallée devient-elle insalubre? Le voici, l'eau descend des collines non boisées, s'accumule au fond de la vallée : il s'y forme des étangs ou des marais à niveau variable. Le niveau baisse-t-il : les matières animales et organiques en suspension dans les eaux croupissantes se déposent sur le sol. Décomposition à l'air, par suite dégagement de miasmes. Si le vent ne vient pas balayer ces émanations délétères, elles s'accumulent. Malheur aux gens qui s'exposeront à leur influence. Eh bien, qu'on mette aux environs de ces foyers infectieux des désinfectants, comme on en met dans les amphithéâtres de dissection, pendant l'été. On neutralisera ces miasmes. L'eucalyptus semble jouer le rôle de l'A phénique par les torrents de vapeurs aromatiques qu'il dégage. Là, n'est pas sa seule action; cet arbre, d'après le directeur du jardin d'essai d'Alger, « pompe » dix fois son poids d'eau en vingt-quatre heures. Le sol ne reste donc plus imprégné d'eau autour de lui. Les matières organiques au lieu de se putréfier se dessèchent et cessent d'être nuisibles. On peut même épuiser au moyen de l'eucalyptus des marécages superficiels. Enfin, nous ferons remarquer que l'eucalyptus tamise la lumière ; mais ne donne pas d'ombre à proprement parler. De la sorte, on ne trouve pas au-dessous une température chaude et humide, si favorable à la fermentation putride et si fréquente dans les forêts vierges du Nouveau-Monde. Au Queensland, où il y a des forêts forts touffues, on observe sous cette influence des fièvres tierces, peu dangereuses d'ailleurs (1).

Voilà comment agit l'Eucalyptus : mais encore faut-il le planter « en quantité suffisante. » Dans les vallées profondes d'Australie où il n'y a pas d'Eucalyptus, on observe les manifestations de l'impaludisme, inconnues dans les autres parties du continent (Trottier). L'influence de cet arbre a surtout été étudiée dans les vallées algériennes. De nombreux mémoires et communications à ce sujet ont été publiés par M. Planchon (2), Gimbert (de Cannes) (3), Trottier, Ney, Ramel, Hardy, Cordier, etc.

D'après M. Trottier, les fièvres ont totalement disparu du Fondouck, après qu'on y eut planté 13,000 eucalyptus en 1867. La ferme de Ben-Machylin, entourée de marécages, était inhabitable : tout le monde s'y porte bien, été comme hiver, depuis qu'on a planté 14,000 eucalyptus. Les marécages ont disparu. A l'usine du Gué, vers Constantine, même phénomène.

Le lac Fetzara rend les environs de Bône peu habitables. Cette lagune d'eau, sans être peu profonde, laisse pendant l'été des milliers d'hectares à découvert (4).

(1) Marcet. Not. sur la prov. de Queensland. Mém. de la Soc. géog. de Genève. T. II, 1861.

(2) Rev. des Deux Mondes. Janv. 1875.

(3) L'Encalyptus globulus. 1870. Paris. Gazette hebdom. 1875.

(4) Le lac Fetzava. Exp. 1876. T. III, p. 547.

D'où l'insalubrité de Bône. A côté du lac, sont les riches mines d'Aïn-Mokra occupant 2,000 ouvriers. Voici ce que M. Ney raconte d'un détachement qu'il commandait pour surveiller les ouvriers (1). « Dans l'automne de 1872, un détachement de 14 hommes perdaient un caporal, mort d'un accès pernicieux, le lendemain de son entrée à l'hôpital, 2 hommes sauvés d'un accès semblable restaient paralysés; ils ont été réformés: quant aux 11 autres, ils entrèrent à l'hôpital et ils ne sont pas encore guéris de leurs fièvres intermittentes (1875). » On plante à Aïn-Mokra et le long du chemin de fer 60,000 eucalyptus. Les employés d'Aïn-Mokra et du chemin de fer n'ont plus de fièvres. « Les barraques de cantonnier vers le lac étaient inhabitables. Les hommes y mouraient successivement. Depuis qu'on a planté des eucalyptus autour de leurs maisons. La fièvre y est inconnue. Tout le monde se porte à merveille. »

Voilà assez d'exemples pour montrer quelle est l'influence de l'eucalyptus sur la salubrité des vallées d'Australie.

Il y a peu à dire sur l'Australie occidentale. Le pays est faiblement peuplé. On y déporte encore des convicts. Peu d'immigrants. Le mouvement d'émigration égale, surpasse même celui des entrées. L'accroissement ne semble dû qu'à l'excédant des naissances. La population a été successivement 5,293 habitants, 1850; 20,260, 1865; 22,743, 1873; soit en huit années, un accroissement de 12 pour 100: Il ne faut pas y ajouter grande importance, vu son incertitude. La mortalité a été 16,24 pour 1,000, en 1873. Ce chiffre est

(1) Exp. T. I, p. 192.

modéré. Enfin, le nombre des mariages calculé d'après la population totale (ce qui donne des résultats faux) est de 6,25 par 1,000 habitants. C'est le nombre le plus bas qu'on trouve en Australie. Il est vrai que dans cette colonie où arrivent peu de jeunes gens, la population doit se rapprocher par sa composition de celle des pays « faits » ou par suite du moindre nombre d'adultes, le taux des mariages baisse. Le chiffre comparé à celui de la France, par exemple, n'en est pas moins faible. Chez nous, on trouve environ 8 mariages pour 1,000 (calculé comme pour l'Australie occidentale) (1).

L'Australie méridionale fut fondée en 1836. Son développement fut progressif. Le voisinage des mines du Victoria vint le bouleverser lors de la fièvre d'or. La population s'est élevée de 130,627, en 1861 ; à 156,605, en 1865; 198,075, en 1873. Elle était de 204,090, en 1874. De 1865 à 1874, l'accroissement a été de 30 p. 0/0. L'excès de l'immigration sur l'émigration est d'environ 2 à 3,000 personnes par an; il ne détermine donc pas à lui seul cette augmentation de la population. L'excédant des naissances sur les décès joue le principal rôle: Il est d'ordinaire considérable. En 1865, par exemple, il était de 4,498, soit un accroissement naturel de 28,7 pour 1,000 habitants. En 1866, une population de 169,959 habitants a fourni 6,772 naissances, 2,743 décès. Excédant des naissances, 4,029, soit un accroissement

(1) Consulter : Annual cyclopœdia 1867. (New-York) : Art. Australia, l'Explorateur, t. I, p. 325, documents fournis par l'Au stralasian. Les colonies d'Australie, analyse d'un article de la Révista de Espana dans l'*Officiel* du 3 oct. 1871.

de 23,6. En 1873, d'après le journal l'*Australasian*, l'accroissement a été 23 pour 1000. La proportion se maintient donc. Sur 100 habitants, on en comptait en 1865, 45 nés dans la colonie, 55 au dehors : pour montrer la signification de ces chiffres, nous pouvons faire une comparaison avec un autre pays, l'Algérie par exemple ; en 1866, sur 100 Européens, 33 était néo-algériens ; en 1872, ce nombre était 39. Là bas, où les étrangers ont une prospérité plus grande que les Français, on en comptait 41,9 nés dans le pays (1). Tout l'avantage est donc pour la colonie australienne, bien que son climat soit plus brûlant que celui de l'Algérie, qu'il soit peuplé par des gens du Nord (Allemands 10,000 et Anglais).

Je n'ai de documents sur la natalité que pour 1866 et 1873. Elle a été 39,70 et 36 pour 1000. Ce chiffre est d'autant plus élevé qu'il n'est pas provoqué par une forte mortalité, celle-ci était dans les mêmes années 16,14 et 13,48 pour 1,000. Taux fort modéré (pour un pays chaud). Ce chiffre dans la campagne française, où il y a cependant moins d'enfants en bas âge, est 21. Il faut dire que dans notre pays, l'état civil est fort régulièrement tenu : nous avons déjà dit ce qu'il fallait penser de celui de l'Australie, surtout s'il s'agit des décès.

Nous n'avons pas l'état de la population selon les âges ; impossible de calculer la matrimonialité d'après le nombre des mariables. Ce chiffre est 8 pour 1,000, calculé pour toute la population. Faisons remarquer en passant que l'Australie du Sud est la seule province austra-

(1) Du mouvement de la population européenne en Algérie. Dr Vallin. Ann. d'hyg. 1876. T. 44.

lienne où il y ait à peu près autant de femmes que d'hommes (95,07 femmes pour 100 hommes en 1873).

Le Victoria (1) doit aux mines d'or un accroissement considérable de population, 177 habitants, en 1836; 31,000, 1845; 77,300, 1851; 364,000, 1855; 626,501, 1865; 810,000, 1870. Accroissement de 1855 à 1870 = 1,225 pour 1,000! L'immigration n'a pas été seule à créer ce nombre énorme, l'excédant des naissances y entre pour une assez forte part. En 1865, par exemple, les décès ont surpassé les naissances de 15,454. C'est un accroissement de 23 p. 1,000 comme dans la province voisine. Ce taux était 21,27 p. 1000 en 1873. En 1865, la natalité était 43 pour 1,000, 36,01 en 1873. Cette natalité est l'indice d'une fécondité extraordinaire. Au Victoria, on manque de femmes. Il y en avait 14 pour 100 hommes en 1838; 64 en 1865; 82 en 1873.

La mortalité n'est pas très-forte, 17 pour 1,000, en 1865; 14,74, en 1873. En résumé, le Victoria ressemble fort à l'Australie du Sud par le mouvement de sa population. Disons en passant que 413,199 de ses habitants résident à la campagne. Cet habitat de la moitié des habitants devrait, d'après quelques auteurs, occasionner une forte mortalité. Quelques auteurs n'ont-ils pas, en effet, soutenu que dans les pays chauds, l'Européen pouvait végéter dans les villes, mais qu'à la campagne, il devait rapidement succomber?

La Nouvelle-Galles du Sud est « le vétéran » des provinces australiennes. Sa situation plus septentrionale lui

(1) V. les ouvrages cités et « La colonie de Victoria. » Expl, t. III, p. 56.

assure une température plus chaude. Voici les chiffres de sa population, 985 habitants en 1788 ; 30,700, 1822 ; 200,000, 1848 ; 411,300, 1865 ; 560,200, 1873. Accroissement, 362 pour 1,000, dans la période 1865-1873, un peu supérieur à celui de l'Australie du Sud. L'immigration y est peu considérable. L'excédant des naissances joue ici le principal rôle. En 1855, il y eut dans les dix premiers mois de l'année 18,890 naissances et 7,528 décès. Soit 11,362 naissances en excès. Dans le trimestre d'avril à mai 1873, il y eut à Sidney et aux environs, 1,465 naissances contre 678 décès : il naît donc 21 personnes pour 10 qui meurent. En 1872, dans le même laps de temps, excédant des naissances 623. En 1873, 778. M. Bourse, au travail duquel j'emprunte ces trois derniers nombres, dit : « Il faut citer la fécondité des femmes : les mariages sans plusieurs enfants sont presque inconnus, et la proportion des enfants par ménage est de 6-8 ; beaucoup en ont 10 et 12. » (1) Si on calcule l'accroissement, soit en divisant l'excédant des naissances par la population qui les a fournies, soit en soustrayant le taux de la mortalité de celui de la natalité, on trouve pour les années 1865, 1866, 1873, un accroissement naturel de 26, 22, 24 pour 1,000 : soit en moyenne, 24 L'immigration n'entre pas même pour un tiers dans le chiffre de l'accroissement total.

Cette natalité a été, pour 1,000 habitants, 42 en 1865 (naissances, 17,683 ; décès, 6,596) ; 39, en 1866 (population, 431,414 habitants ; naissances, 16,950 ; décès,

(1) Contribution à la géogr. méd. Australie, Sidney. Arch. méd. nov. 1876, t. 25.

7,361); 37, en 1873; soit en moyenne pour ces trois années, une natalité de 39 pour 1,000. Il y a concordance presque parfaite entre ces chiffres et ceux des autres provinces.

Les décès diffèrent peu. Il y en a eu 16 pour 1,000 en 1865 (6,596), 17 en 1866 (7,361), 13,84 en 1873. M. Bourse indique un nombre à peu près semblable : 18 pour 1,000 en moyenne. Ce chiffre s'élèverait à 21 à Sydney, à 15 à peine dans la banlieue. La moyenne de la mortalité pendant les trois années que j'indique est également 15.

Il est vraiment malheureux que mes documents déjà si rares cessent presque d'exister pour le Queensland. Nous avons vu la prospérité de gens du nord s'accroître avec la température ; peut-être le résultat se serait-il maintenu.

Un pays nettement malsain s'accroît peu d'ordinaire. Le Queensland n'est pas dans ces conditions : 8,575 habitants en 1851, 20,000 en 1859, 87,700 en 1865, 109,897 en 1869, 146,190 en 1873. De 1865-1873, l'accroissement est de 400 pour 1,000. La Nouvelle-Galles, qui surpassait l'Australie méridionale, moins chaude, est surpassée à son tour. Elles sont surpassées aussi par l'accroissement naturel (un peu exagéré sans doute, car les décès doivent être plus difficilement enregistrés). Il est, en effet, de 28,92 en 1870, 24,56 en 1873 (pour 1,000 habitants), c'est-à-dire que, comme dans tout le reste de l'Australie, l'immigration n'entrerait que pour un peu plus d'un tiers dans l'accroissement.

La fécondité australienne est mesquine comparée à

celle du Queensland. En 1870, la natalité y a été de 43,51; en 1873, de 40,82. Les femmes sont cependant une rareté dans la colonie (68,31 pour 100 hommes). Aussi se les arrache-t-on. C'est au Queensland qu'il y a le plus de mariages : 9,66 sur 1,000 habitants. Cette fécondité énorme est peut-être due à la présence de nombreux Allemands (1). Dans la seule année 1865, il en vint 1,771. M. Marcet signale leur grand nombre. M. de Beauvoir donne également la description d'une de leurs colonies, en pleine prospérité. La mortalité a été, pour 1,000, de 16,06 en 1870; de 14,59 en 1873.

Pas plus qu'au Cap, ces gens du Nord ne dégénèrent. Une race néo-australienne se crée. D'après M. Bertillon (article Australie), c'est une belle population, active et intelligente, svelte et élevée. Sous ce soleil tropical, le lymphatisme anglais se serait avantageusement modifié; et on pourrait répéter pour les jeunes Australiens la description des jeunes « Caplandais. » Leur teint ne serait peut-être pas aussi rosé; leurs dents tomberaient de bonne heure. Est-ce là un signe de dégénérescence?

Il y a quelques ombres dans ce brillant tableau : au plus fort de l'été, nombre de nouveau-nés succombent; les convulsions, les accidents de dentition sont les causes de mort les plus fréquentes.

Les Anglais n'ont pas perdu, en quittant leur patrie, leur vice de prédilection : l'ivrognerie est aussi en honneur en Australie que dans la joyeuse Angleterre. Les cirrhoses du foie y sont peut-être plus fréquentes.

(1) De 1849 à 1859, l'Australie a reçu en moyenne 2000 Allemands par an.

Naturellement la nourriture est restée la même. Aussi, dans le Queensland, l'anémie des pays chauds n'est pas une rareté. Ils favorisent son éclosion en buvant d'énormes quantités de thé, qui leur procure un accroissement de sueurs. Le mauvais régime, le thé, l'alcool, les nuits passées en plein air à l'humidité déterminent chez les « squatters » une fatigue prématurée ; leurs cheveux blanchissent, souvent ils tombent (1). M. de Beauvoir dit plaisamment à ce sujet : « Il n'est qu'une chose que je ne rapporte pas de mon excursion, ce sont mes cheveux que l'humidité des nuits passées sous le ciel étoilé des prairies a fait tomber totalement; ces nuits ont fait de moi sinon un sage, du moins un chauve, comme Hippocrate ! »

Aux îles Fidji, à climat tropical, les Anglais établis prospèrent admirablement. D'après le docteur Messer, les familles sont excessivement nombreuses ; les enfants, dans les plantations, où ils ne manquent de rien, sont vermeils, vigoureux et forts (ruddy, stout and strong) (3).

CHAPITRE III.

LES EUROPÉENS DANS L'AMÉRIQUE DU SUD.

La république Argentine ressemble fort, par ses plaines à perte de vue, au Cap, à l'Australie, à l'Algérie ; c'est la

(1) Marcet, Loc. cit.

(2) Australie, p. 205.

(3) Climate and diseases of Fidji. Méd. Times and Gazette 1875, t. II. p. 35.

reproduction des hauts plateaux de ce dernier pays. L'alfa, herbe dure, y est représentée pour la brava ou pampa(gynerium argenteum), herbe non moins dure (1). Là, comme dans les pays analogues, l'air est sec. L'été, la chaleur brûle les pâturages. La terre apparaît alors comme une surface noire et poudreuse.

Dans ce pays, aucune manifestation de l'impaludisme, pas d'affection des pays chauds, bien qu'on en ait la température.

Je ne dis rien de ce pays remarquable, voici pourquoi. Les races dominantes sont d'origine méridionale : Espagnols, Italiens, Basques. Ces races, nous le verrons, prospèrent en Algérie.

Je ferai remarquer que, comme l'Algérie, ce pays possède quelques montagnes au nord. Qui dit montagnes sous-entend vallées. Or, dans ces vallées, on peut citer quelques villes : Jujuy, Tucuman, par exemple.

Voici ce que dit de la première le « Buenos-Ayres Standard » : « La ville de Jujuy a 3,000 habitants; mais la population y diminue par un grand excédant des décès sur les naissances. Sans l'arrivée continuelle de Boliviens et d'Argentins des autres provinces, Jujuy deviendrait un village. La situation est belle, dans un bassin entouré de montagnes dont les plus élevées se dressent du côté de l'occident. Malheureusement le climat laisse beaucoup à désirer; et le *chucho*, ou fièvre intermittente, y a comme élu domicile, surtout pendant les longues chaleurs de l'été. Peu d'étrangers échappent; tôt ou tard

(1) V. Em. Daireaux. L'industrie pastorale dans les Pampas de l'Am. du sud. Rev. deux mondes, 15 janv, 1875.

on est pris. » Jujuy est garanti contre les vents du nord par un plateau élevé ; contre ceux de l'ouest par la chaîne Despobado, la plus élevée de cette contrée; contre ceux du sud par un contrefort de cette chaîne. L'est enfin doit d'être protégé à la Sierra-Lumbre. Jujuy peut servir à lui seul pour démontrer les causes d'insalubrité en pays chaud : absence d'aération.

Plus haut que l'embouchure de la Plata, presque sous le tropique, nous retrouvons notre thermomètre démographique, une race du nord, la germanique. La température est considérable : il n'est pas rare d'y observer 35 degrés à l'ombre pendant l'été. A cette époque, la température se maintient entre 29 et 31 degrés. D'après M. Martin de Moussy, les colonies de Santa-Catarina et Porto-Alegre ont une température moyenne annuelle de 20 à 22 degrés.

Les premiers Allemands arrivèrent en 1825, sous le règne de don Pedro Ier; on les installa à Sâo-Leopoldo. La race « qui fait tache d'huile » a là comme partout suivi ses habitudes. Quelques centaines d'immigrants commencèrent l'envahissement du pays ; six ans après, ils se trouvaient 5,000 environ. De 1831 à 1842, le mouvement fut arrêté par la guerre. Quelques colons abandonnèrent le pays pour se réfugier à la Plata. La colonie n'en diminua pas : en 1854, dix ans après, elle contient 11,172 personnes; sur ce nombre, 3.680 nés dans le pays, 7,492 immigrés, soit 33 natifs pour 67 immigrés. Le chiffre est déjà remarquable, si on tient compte d'une période troublée pendant onze ans. Si on considère que la fondation de la colonie ne remonte guère qu'à plus de vingt ans, qu'une partie des colons est arrivée depuis une dizaine d'années, on peut en conclure que l'âge moyen des natifs est de 1-15 ans. On a donc sur 1,000 colons 330 de cet âge. Les Allemands dans leur pays (Prusse) en ont 367. Ces deux chiffres sont bien voisins. Cette vitalité de Sâo-Leopoldo semble se maintenir : chaque année, paraît-il, de jeunes Allemands qui en sont originaires partent par centaines; ils s'en vont dans le voisinage défricher et fonder de nouvelles colonies.

Santa-Cruz est une colonie semblable, dans le Rio-Grande. On y établissait 13 Allemands en 1849 ; ils sont devenus 6,000 aujourd'hui. En quatre années, cette population a fourni 1,516 naissances contre 180 décès (1), soit par an 63 naissances et 7 décès par 1,000 habitants, un accroissement prodigieux de 56 pour 1,000 habitants. La population doublerait en moins de huit ans, ces chiffres se maintenant. J'ignore si ces nombres sont d'une grande exactitude. Il n'en est pas moins un fait avéré, c'est que, malgré une assez faible immigration, les Allemands pullulent dans le Rio-Grande. On évaluait leur nombre à 25,000 en 1866; aujourd'hui les uns le portent à 50,000, d'autres à 70,000.

La province de Santa-Catarina se couvre aussi de colonies allemandes. Parmi les principales, on cite Blumenau, Santa-Isabella, Dona-Francisca, Theresopolis, San-Pedro. En 1865, on évaluait à 12,000 le nombre de ces Allemands; on porte aujourd'hui ce nombre à 25,000. La population aurait à peu près doublé en dix ans. La

(1) Fontportuis. Les émigrations européennes. Rev. scient, 2e série, VII.

population de Blumenau, village fondé par le docteur de ce nom, s'est vite accrue : 141 habitants en 1856, 609 en 1857, 2,625 en 1865, soit un accroissement de 3,310 pour 1,000 dans la période 1857-1865.

Un fait remarquable est l'égalité des sexes dans ce village : 1,356 hommes et 1,269 femmes ; le fait est rare dans un pays nouveau ; cette population a eu 88 naissances et 25 décès dans cette année 1865, soit 33,52 naissances et 9 décès ; par suite, un accroissement naturel de 24,5 semblable à celui des Australiens.

A Theresopolis (même province), la population était de 1,530 colons en 1865. Ils ont eu 84 naissances et 22 décès, soit 54,9 naissances, 14,37 décès pour 1,000 habitants et un accroissement naturel de 40,6. Dans notre travail, c'est un des chiffres les plus élevés que nous ayons constaté. Remarquons que les décès se divisaient en 8 d'adultes et 14 d'enfants (1).

En résumé, les Allemands semblent plus prolifiques que dans leur aimable « Vaterland », Ils succombent également moins.

CHAPITRE IV.

LES FRANÇAIS EN ALGÉRIE

Est-il possible de terminer l'histoire démographique des races européennes en pays chaud, sans parler

(1) Mitt. 1866, p. 430 et Ztg. f. Dona Francisca und Blumenau, 17 fév. 1866.

quelque peu des conditions de vie d'une race bien chère la Française, dans un de ces pays, l'Algérie.

Les Français y ont trouvé d'abord des vallées, puis des plateaux, plus loin le désert. Les vallées étant plus proches, on s'y est établi. Les mêmes phénomènes que dans la république Argentine ou au Cap se sont reproduits. Les naissances ont été inférieures aux décès dans les Tucuman, les Jujuy, les Utrecht, les Origstadt algériens.

L'acclimatation a diminué l'influence nocive de la malaria. M. Bertillon, notre savant démographe, a soigneusement étudié l'Algérie au point de vue de l'acclimatement (1). Il a montré que la mortalité y diminuait en même temps qu'il y avait accroissement de la natalité chez les Européens. Voici les chiffres qu'il donne pour les trois périodes :

	1835-1840	1841-1858	1851-1855
Natalité	0,035	0,036	0,041
Mortalité	0,050	0,051	0,048

De 1855 à 1862. La natalité aurait été 0,032. La mortalité 0,038.

D'après le travail de M. Vallin, cité plus haut, la période 1867-1872 si troublée a cependant donné une moyenne de 38,4 naissances et de 36,6 décès (35,6 en retranchant les morts-nés) pour 1000 habitants. Il y a donc un accroissement naturel au lieu d'une diminution Tant est grande la puissance de l'homme sur la nature ! On a pu assainir certains points, assez pour que le pays devienne salubre, la population y montre comme dans

(1) Art. Migration. Dic. ency. sc. méd.

les pays semblables un grand excès de naissances sur les décès. Dans d'autres points, il y a égalité des naissances et des décès; d'autres enfin essentiellement malsains présentent uue mortalité supérieure.

Pénétrons plus avant dans l'analyse des chiffres. M. Bertillon a trouvé que dans la période 1855-1856 : les Français avaient présenté 41 naissances contre 43 décès sur 1000 habitants. D'après M. Legoyt, de 1845-1856, les Français auraient eu 41,6 naissances par 1000 habitants et 46,6 décès (2). Ce dernier chiffre est plus élevé que celui de M. Bertillon. Enfin, en calculant sur les documents officiels, M. Vallin a trouvé de 1867-1872 36,7 naissances françaises contre 36,5 décès. Les chiffres se sont amendés. Mais allons-nous proclamer pour cela les vallées algériennes un pays sain pour notre race? Assurément non, pas encore du moins.

Qu'il nous suffise de dire : que le pays semble permettre à notre race de s'y maintenir. Mais un pays où les décès égalent les naissances, n'est pas plus un pays salubre, qu'un malfaiteur qui ne se compromet pas assez pour être arrêté n'est un honnête homme.

Dans les pays vraiment salubres, nous l'avons signalé, la question de race est un accessoire. Les Anglais vivent en conservant leurs habitudes en Australie, les Allemands au Brésil, les Hollandais au Cap. En Algérie, il y a une échelle de résistance. Vu le peu de salubrité des vallées Algériennes, il faudra sacrifier bien des vies encore avant d'en extirper l'impaludisme. Ajoutons en passant que le mode actuel de colonisation tend à augmenter le

(2) Legoyt. Journ. de la Soc. de statistique. Paris 1865.

nombre des victimes. Le peuplement se fait lentement. Chaque année, on établit quelques milliers de colons dans de nouveaux villages disséminés çà et là. Les colons peuvent par leurs défrichements, par leurs plantations assainir un îlot de terrain autour de leurs habitations : mais plus loin la vallée n'est pas saine. La santé générale se ressent de ce voisinage. Ce n'est pas là une vue de l'esprit : on a de nombreux exemples. Parmi eux celui de Bou-Medfa, dans la vallée de l'Oued-Jer. Le village, malgré les défrichements, a été longtemps misérable; c'est que les vents régnants poussent sur lui les effluves de la Mitidja. En 1852, sur 194 habitants, 55 étaient morts à la fin de l'année (283 pour 1000). En 1853, sur sur 144 habitants 41 décès (284 pour 1000). Ces chiffres effrayants se maintiennent jusqu'en 1856. A cette époque, grands travaux d'assainissement aux environs. Les chiffres s'abaissent. D'après cela on comprend que l'on compromettra d'autant plus d'existences utiles au pays, qu'on continuera à organiser çà et là sur le territoire des îlots salubres entourés de parties malsaines. Ce sont donc de vastes régions qu'il faut coloniser pour ainsi dire d'un seul jet. Pour atteindre ce but le système actuel est insuffisant, il ne permet qu'une maigre colonisation. Ce qu'il faudrait, c'est l'application d'un système analogue à celui de Wakefield en Australie. Je signale cette question économique, car elle se relie intimement à une question de haute hygiène, de sa pratique dépend la conservation de beaucoup de citoyens. L'Algérie peuplée, ses rivières canalisées, ses vallées plantées d'eucalyptus, la mortalité y sera ce qu'elle est en

Australie. La diminution progressive des décès le fait espérer; ce qui le fait supposer aussi c'est la façon dont se comportent les endroits assainis et soustraits peu à peu aux influences de voisinage. Voici deux exemples pris au hasard :

1° Bouffarick. Les mouvements de sa population ont été dans les trois périodes de :

	1843-1848	1853-1862	1867-1872
	—	—	—
Sur 1000 hab. Naissances	23,86	37,14	41,66
— Décès	51,30	36,6	28,33

2° Castiglione. Périodes de :

	1849-1856	1856-1863	1867-1872
	—	—	—
Naissances par 1000 hab.	35,57	37,29	34,66
Décès —	34,52	34,14	19,67

On s'approche de plus en plus des chiffres de l'Australie. C'est là un gage excellent pour l'avenir. Un jour viendra, où la question de race cessera d'exister pour la vie en Algérie. M. O. Reclus a parait-il vu en Algérie d'anciennes colonies allemandes très-prospères. Leur vie était sans doute due à la transformation du sol, par suite de la création d'un îlot sain où toute race puisse vivre d'où qu'elle vienne.

L'Algérie a sur le second plan ses hauts-plateaux. Il y a peu de temps on en parlait peu. L'exploitation de l'Alfa commence à attirer sur ces plaines l'attention générale. On s'étonnera nécessairement de la bonne santé dont jouiront les ouvriers européens employés à la récolte de cette plante. Peut-être fera-t-on des efforts pour rendre ce sol productif, capable par suite de fixer une population qui jouira de la même prospérité que l'Australienne. M. Pauly, médecin en chef de l'hôpital d'Oran, a décrit les effets du séjour dans ces plaines sur l'organisme (1). Mon rôle, à moi qui pour le moment ne connaît ces effets que par diverses lectures, est de me borner à citer les descriptions d'un homme qui les a ressentis. Je le ferai donc.

« Une seule région échappe complètement dans l'Algérie aux effets énervants et débilitants de la saison chaude et sèche, c'est celle des hauts-plateaux. Sur ces vastes plaines, l'air se meut en toute liberté, la ventilation est toujours active, et on ne s'y aperçoit pas des chaleurs. »

« Les communications que je reçois des médecins attachés au poste de El-Arricha, au sud de Sebdou me démontrent que l'été y passe comme une saison délicieuse la plus agréable même de toute l'année.

« Dans une circonstance toute récente, dans les premiers jours de septembre 1873, j'ai reçu à Oran la visite du médecin de ce poste. Il trouvait la température du littoral très-fatigante, comme presque tous ceux d'ailleurs qui viennent des lieux bien ventilés de l'intérieur ; et il lui tardait de regagner El Arricha où il éprouvait cette sensation intime de bien-être qu'on n'éprouve que dans les localités privilégiées.

« Il me communiqua dans cette circonstance les détails les plus satisfaisants sur le climat des hauts-pla-

(1) Ouvrage cité.

teaux : la garnison d'El Arricha, de 200 hommes en moyenne, ne fournissait aucun malade ; plusieurs des hommes de ce détachement s'étaient même vus débarrassés par leur séjour à El Arricha, de fièvres intermittentes très-tenaces.

« Quant aux tribus voisines, celles des Hamyans, elles possèdent une santé remarquable : la force, la grandeur et la vigueur de ces nomades des hauts-plateaux sont des plus remarquables. Le teint des Hamyans est franchement sanguin ; leur visage est sans doute brûlé par le soleil riche en pigment, mais cette nuance brune est franche, et se joint à une coloration vive et rose des lèvres annonçant une riche hématose.

« La phthisie est pour ainsi dire inconnue chez ces nomades.

« L'altitude moyenne de ces régions n'est pourtant pas considérable, à El Arricha, elle n'est guère que de 6 à 700 mètres, mais la configuration du pays en vastes plaines ondulées laisse aux vents le plus libre essor.

« Sur les hauteurs, dit M. Pauly, on trouve un air plus pur, plus frais, plus élastique que dans les plaines, l'endémie annuelle s'y révèle par un minimum de cas et par une plus grande bénignité de ces cas. Les suites des fièvres de malaria se dissipent plus rapidement que dans les plaines ; sur ces hauteurs qui ne sont pourtant pas énormes mais qui ont des cote variant de 800 à 1500 et 2000 mètres dominent néanmoins tout le pays adjacent et sont librement ventilées, quelle que soit la force des vents régnants.

« Le médecin qui connaît l'Algérie et qui sait faire la

part dans chaque lieu, des maladies qui y sont nées, et de celles qui viennent d'y être apportées des régions voisines, est frappé des avantages précieux qu'offrent à la conservation des forces et au bon état de l'hématose ces régions élevées du pays.

« Les hauts-plateaux algériens qu'il ne faut pas confondre avec les oasis et Ksours du Sahara sont, je le répète, des régions très-salubres, sauf quelques points signalés par les dépressions du sol. Une fois qu'on a su se garantir dans ces regions du froid des nuits par des flanelles et des lainages et, quand on s'est mis à l'abri des ophthalmies catarrhales en se couvrant la tête et les yeux la nuit, on peut être assuré d'y jouir d'une santé suffisante.

Depuis que mon attention a été excitée sur l'étude comparée des diverses régions au point de vue des endémies, je n'ai pas omis une occasion d'interroger sur la valeur de cette zône, les jeunes médecins envoyés dans le Sud avec des colonnes d'observation ou bien établis en permanence dans certains points comme Ain Bel Khélil, El Arricha, etc. J'ai également interrogé les officiers des bureaux arabes, des spahis, tous ceux enfin qui connaissent bien les hauts plateaux et les tribus sahariennes; et tous ces témoignages sont unanimes pour caractériser de la manière la plus favorable l'action des hauts plateaux sur l'hématose et les forces générales musculaires, nerveuses, etc. Le même témoignage est donné à l'observateur attentif par l'aspect vigoureux des tribus du sud, Hamyans, Harrars etc. comparé au tempérament lymphatique et presque scrofuleux des Maures des villes du littoral ou des Juifs de la même zône. Lors de la rentrée du général Wimpfen au mois de mai 1870 dans le Tell, à son retour des hauts plateaux, les maladies endémiques, les fièvres intermittentes et rémittentes reparurent dès que les troupes eurent quitté cette zône salubre pour rentrer dans le Tell... Les médecins de cette colonne me racontèrent à ce sujet, que non-seulement les fièvres endémiques avaient cessé à peu près complètement pendant le cours de cette expédition très hardie, mais que la santé générale du corps expéditionnaire avait été des plus remarquables. »

Même fait s'est reproduit pendant l'expédition d'El Goléa.

On le voit, la forte chaleur ne détermine pas ici les soi-disant effets énervants de la haute température des pays chauds. Ce que nous retrouvons c'est la reproduc- des grandes plaines de l'Australie, du Cap, de celles de l'Argentine. Comme au Cap, le froid des nuits et de l'hiver empêche même la culture des orangers.

C'est là qu'il faut lancer notre race pour la voir brillamment s'épanouir. Là on vit longtemps. Nous venons de voir signalée la longévité de quelques tribus. M. Lagneau dit également : « Les Touaregs du désert, jouissent d'une longévité remarquable. Ordinairement ils atteindraient 80 ans, et parfois dépasseraient de beaucoup la centième année (1) ». C'est là que nos compatriotes ne verront plus mourir tous leurs enfants en bas-âge. Nous n'y avons pas encore d'établissement sérieux, on a fui

(1) Art. Berbère. Dic. Encycl. des sciences médicales. V. aussi le voyage de M. Largeau.

jusqu'ici religieusement les steppes sahariennes : mais on peut les juger par ce qui se passe dans une ville placée dans les mêmes conditions que ces steppes, dont elle est comme l'avant-garde : je veux parler de Tlemcen. Voici ce qu'en dit M. de Lorral dans un voyage publié avec collaboration du Dr Bleicher pour les questions médicales : « Je reste émerveillé de voir les nombreux représentants de la troisième génération des Néo-Algériens. Grâce au climat salubre de Tlemcen les enfants poussent ici comme les mauvaises herbes. On me citait dernièrement un mot du Dr L... honorable praticien de la ville : Chez nous, disait-il, le tout est de gagner l'âge de 18 mois. Ce mauvais pas franchi on ne meurt plus » (1).

(1) Tlemcen, par M. de Lorral. Tour du monde, 775 livraisons XVe année.

CONCLUSIONS.

1° Les Européens ont fondé leurs premiers établissements en pays chauds dans des contrées insalubres. Naturellement leur race n'y a pas prospéré. On a eu le tort de généraliser, de croire tout pays chaud forcément infecté d'impaludisme, en décrivant les effets des pays chauds sur les européens de prendre pour type ceux qui sont malsains. Il y en a en effet de très sains.

2° Il semble que la chaleur d'un climat agissant seule ne nuit nullement à la vie de l'Européen. Les effets de cette chaleur seront inoffensifs si dans le pays, il y a une saison relativement fraîche. Une haute température engendre l'anémie des pays chauds, chez l'Européen comme chez le nègre.

3° Une preuve que l'élévation de la température est sans influence, c'est que dans les contrées d'Europe non couvertes de marais, ce sont les mois d'été qui fournissent le moins de décès.

4° Les pays chauds sans impaludisme sont les grandes plaines sans fin continuellement balayées par les vents. Les vallées encaissées sont d'ordinaire mortelles, à moins que l'acclimatation ne les ait transformées. L'altitude ne joue qu'un rôle secondaire.

5° L'acclimatement (ensemble des modifications éprouvées par l'organisme sous l'influence de la chaleur) semble ne pas exister dans les pays sains. Dans les contrées insalubres, c'est un état pathologique produit par l'intoxication palustre.

6° L'application pratique de ces données serait de faire séjourner le moins longtemps possible les troupes dans les régions chaudes insalubres, afin de leur éviter les terribles conséquences de l'empoisonnement tellurique ou « acclimatement ». Par contre, on pourra prolonger leur séjour dans les contrées chaudes et saines.

7° La mortalité et la natalité ne varient selon les races que dans les régions insalubres. Toutes les races européennes quelles qu'elles soient ne meurent pas plus, peut être moins que dans un pays chaud et sain.

8° Dans un pays insalubre, la mortalité variable selon les races semble plutôt due au régime particulier et aux habitudes des représentants de ces races qu'a une prédisposition ethnique. Parmi les preuves de ce fait, on peut citer, dans ces contrées, les indigènes qui adoptent le régime des européens : ils deviennent sujets aux mêmes affections et succombent avec la même facilité; les Européens qui adoptent le régime des indigènes résistent.

9° Les ressources de l'acclimatation permettent de transformer un pays insalubre en pays sain. Inversement l'imprévoyance et l'incurie détruisent les résultats obtenus. Une race du nord ne se maintiendra donc dans un pays de salubrité douteuse que d'après son degré de civilisation.

18° Les races septentrionales jouissent d'une grande prospérité dans les pays chauds salubres que dans leur propre patrie. En effet, sous l'influence de la chaleur la mortalité diminue. Comme on se trouve en pays nouveau (Cap, Australie, etc.), la natalité y est considérable. Nous l'avons montré :

A. Pour les Hollandais au Cap. La population y est devenue en 77 ans onze fois plus nombreuse par le seul excédant des naissances.

B. Pour les Anglais en Australie, même dans les régions les plus chaudes, leur accroissement est considérable.

C. Pour les Allemands au Brésil. Leur fécondité y est prodigieuse, leur mortalité très-faible.

D. Pour les Français d'Algérie habitant des localités transformées par l'acclimatation, en région aussi salubres que le Cap et l'Australie. Sur ces points, la mortalité baisse considérablement, en même temps que la natalité s'accroît. Sur les plaines sans fin de notre colonie africaine, les Européens, quelle que soit leur origine, semblent appelés à prospérer.

Paris. A. Parent, imprimeur de la Faculté de Médecine, rue M.-le-Prince, 31.

DE LA

VITALITÉ DES RACES DU NORD

DANS LES

PAYS CHAUDS EXEMPTS D'IMPALUDISME

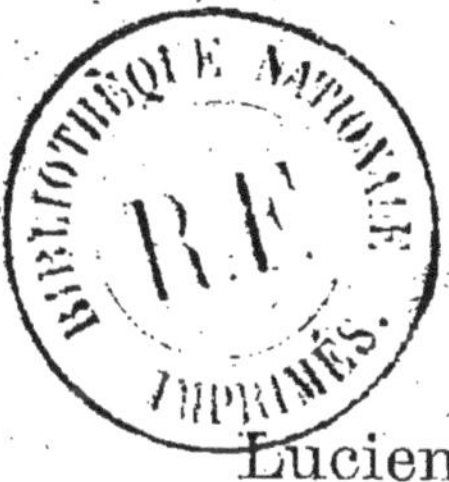

PAR

Lucien BERTHOLON,

Docteur en médecine de la Faculté de Paris,
Aide-major stagiaire au Val-de-Grâce.

PARIS
V.-A. DELAHAYE ET Cie, LIBRAIRES-ÉDITEURS
Place de l'École-de-Médecine.

1877

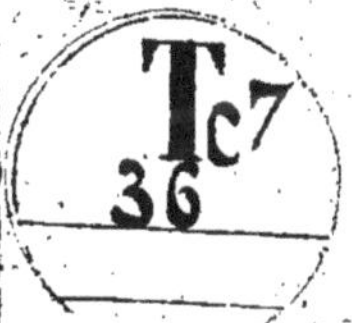

Paris. — A. PARENT, imprimeur de la Faculté de Médecine, rue M.-le-Prince, 29-31.

BIBLIOTHEQUE NATIONALE DE FRANCE
3 7531 03987414 5

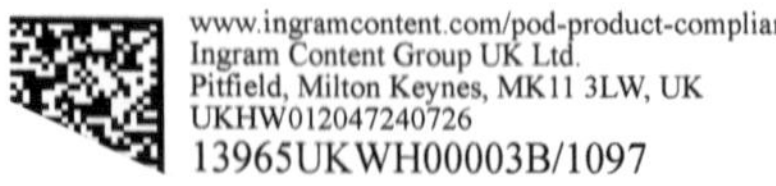
www.ingramcontent.com/pod-product-compliance
Ingram Content Group UK Ltd.
Pitfield, Milton Keynes, MK11 3LW, UK
UKHW012047240726
13965UKWH00003B/1097

9 782012 965454